DIETA ZONA BLU 2024

110 Ricette Deliziose Mangia per
Vivere, il Percorso verso la Longevità,
La tua Guida pratica per una vita Sana

KLARLOCK

ESCLUSIONE DI RESPONSABILITA

Questo libro si propone di fornire materiale utile e informativo sui temi trattati nella pubblicazione. Viene venduto con la consapevolezza che l'autore e l'editore non sono impegnati a fornire servizi medici, sanitari o altri servizi professionali personali nel libro. Il lettore dovrebbe consultare il proprio medico, operatore sanitario o altro professionista competente prima di adottare qualsiasi suggerimento in questo libro o trarre conclusioni. L'autore e l'editore declinano espressamente qualsiasi responsabilità per qualsiasi responsabilità, perdita o rischio, personale o altro, derivante, direttamente o indirettamente, dall'uso e dall'applicazione di qualsiasi contenuto di questo libro.

NOTARE

Nel contesto di questo libro, quando ci riferiamo a "una tazza" come unità di misura degli ingredienti, intendiamo l'uso di una normale tazza da cucina con una capacità di circa 2 millilitri. È essenziale utilizzare un misurino per ottenere le giuste quantità di ingredienti. Se non disponete di un misurino, potete utilizzare un misurino graduato, facendo attenzione a corrispondere correttamente alle proporzioni indicate. Ecco alcuni esempi 1Tazza di farina 100 gr. 1Tazza di riso 200 gr. 1Tazza di Quinoa 200 gr, Si consiglia di livellare gli ingredienti secchi nella tazza utilizzando una spatola o la lama di un coltello per ottenere una misurazione accurata. Per gli ingredienti liquidi si consiglia di riempire la tazza fino all'orlo senza schiacciare o lasciare vuoti.

SOMMARIO

RICETTE PRIMI PIATTI

RICETTE SECONDI PIATTI

INTRODUZIONE BENVENUTI NELLA ZONA BLU

Benvenuti nella Zona Blu del 2024. In un'epoca in cui la ricerca del benessere e della longevità è diventata una priorità per molti, la dieta Zona Blu si presenta come un faro guida verso una vita più lunga, più sana e più felice. La Zona Blu, termine coniato dal giornalista Dan Buettner, identifica le regioni del mondo dove le persone vivono più a lungo e in salute rispetto al resto della popolazione globale. Queste "Zone Blu" includono luoghi come Okinawa in Giappone, Ikaria in Grecia, e la Nicoya in Costa Rica, dove la longevità è una norma, non un'eccezione. Ma cosa rende così speciali queste regioni? La risposta risiede in una combinazione di fattori, tra cui l'alimentazione, lo stile di vita, la genetica e l'ambiente sociale. E proprio l'alimentazione è uno degli elementi chiave che contraddistinguono le popolazioni della Zona Blu.

Nel corso degli anni, gli studiosi hanno studiato attentamente le abitudini alimentari di queste comunità, identificando pattern comuni che favoriscono la longevità e la salute. Basato sulle più recenti scoperte scientifiche e sull'esperienza di esperti nel campo della nutrizione e della salute, questo libro fornirà ai lettori una guida completa per adottare uno stile di vita ispirato alla Zona Blu, promuovendo non solo una maggiore longevità, ma anche una migliore qualità della vita. Attraverso una combinazione di teoria e pratica, esploreremo i principi fondamentali della dieta Zona Blu, forniremo consigli pratici su come pianificare i pasti, preparare ricette deliziose e mantenersi motivati nel percorso verso la salute e la longevità.

Inoltre, esamineremo i molteplici benefici per la salute derivanti dall'adozione dello stile di vita Zona Blu, dall'aumento dell'energia e della vitalità alla riduzione del rischio di malattie croniche. Ma la dieta Zona Blu va oltre la semplice alimentazione: coinvolge anche altri aspetti fondamentali dello stile di vita, come l'attività fisica, la gestione dello stress e le connessioni sociali. Pertanto, nel corso del libro esploreremo anche questi temi, offrendo ai lettori una visione completa e integrata del modo migliore per abbracciare lo stile di vita Zona Blu nel 2024 e oltre. Siamo entusiasti di condividere con voi questo viaggio verso una vita più sana, più lunga e più felice. Preparatevi a esplorare i segreti delle popolazioni più longeve del mondo e a trasformare la vostra vita con la dieta Zona Blu del 2024

ALLA SCOPERTA DELLA ZONA BLU

Le Zone Blu sono cinque regioni del mondo in cui le persone vivono eccezionalmente a lungo e in buona salute. Queste regioni sono: Sardegna, Italia:La Sardegna è sede di uno dei tassi più alti di centenari al mondo. Si ritiene che la longevità dei sardi sia dovuta a una combinazione di fattori, tra cui la dieta mediterranea, lo stile di vita attivo e i forti legami sociali. Sardegna, Italia Okinawa, Giappone:Okinawa è un'isola giapponese nota per la sua alta concentrazione di centenari. La dieta di Okinawa è ricca di pesce, verdure e legumi e si pensa che contribuisca alla loro longevità. Penisola di Nicoya, Costa Rica:La Penisola di Nicoya è un'altra regione con un alto tasso di centenari. Si ritiene che la longevità dei costaricani sia dovuta a una combinazione di fattori, tra cui la dieta, lo stile di vita attivo e il basso livello di stress.

Loma Linda, California:Loma Linda è una città della California sede di una grande comunità di avventisti del settimo giorno. Gli avventisti del settimo giorno sono noti per il loro stile di vita sano, che include una dieta vegetariana, esercizio fisico regolare e non fumatori. Ikaria, Grecia:Ikaria è un'isola greca nota per il suo alto tasso di centenari. Si ritiene che la longevità degli Ikariani sia dovuta a una combinazione di fattori, tra cui la dieta mediterranea, lo stile di vita attivo e i forti legami sociali. I ricercatori hanno studiato gli abitanti delle Zone Blu per cercare di capire i segreti della loro longevità. Hanno scoperto che gli abitanti delle Zone Blu condividono una serie di abitudini che contribuiscono alla loro salute e longevità, tra cui: Dieta: Gli abitanti delle Zone Blu mangiano una dieta a base vegetale ricca di frutta, verdura, legumi e cereali integrali. Mangiano anche carne e pesce con moderazione.

Esercizio fisico: Gli abitanti delle Zone Blu fanno regolarmente attività fisica, spesso come parte della loro vita quotidiana. Impegno sociale: Gli abitanti delle Zone Blu hanno forti legami sociali con la famiglia e gli amici. Gestione dello stress: Gli abitanti delle Zone Blu hanno modi sani per gestire lo stress, come la meditazione e lo yoga. Senso di scopo: Gli abitanti delle Zone Blu hanno un forte senso di scopo nella vita. Se sei interessato a vivere una vita più lunga e più sana, puoi prendere in considerazione l'adozione di alcune delle abitudini degli abitanti delle Zone Blu. Mangiare una dieta sana, fare esercizio fisico regolarmente, coltivare forti relazioni sociali, gestire lo stress e trovare un senso di scopo nella vita può aiutarti a vivere una vita più lunga e più appagante.

CHE COS'È LA ZONA BLU

La "Zona Blu" è un termine coniato dal giornalista Dan Buettner per identificare le regioni del mondo dove le persone vivono più a lungo e in salute rispetto al resto della popolazione globale. Queste zone includono luoghi come Okinawa in Giappone, Ikaria in Grecia, e la Nicoya in Costa Rica, dove la longevità è una norma, non un'eccezione. Le regioni della longevità, o Zone Blu, sono caratterizzate da una serie di fattori che favoriscono la longevità e la salute, tra cui una dieta ricca di alimenti nutrienti, uno stile di vita attivo, un forte senso di comunità e connessioni sociali solide, nonché la gestione dello stress e una mentalità positiva.

I segreti dell'alimentazione delle popolazioni centenarie presenti nelle Zone Blu includono un'ampia varietà di cibi vegetali come frutta, verdura, legumi e cereali integrali, con un moderato consumo di proteine animali e grassi sani. Queste popolazioni tendono a seguire una dieta ricca di antiossidanti, vitamine e minerali, con un'attenzione particolare alla moderazione e al bilanciamento dei pasti. Inoltre, spesso praticano il digiuno intermittente e adottano pratiche alimentari che favoriscono la salute digestiva e metabolica, contribuendo così alla loro longevità e vitalità.

BENEFICI DI UNA DIETA ZONA BLU

"Non è un segreto che più piante siano la strada da percorrere e tutte le zone blu enfatizzano una dieta a base vegetale", il passaggio a una dieta della zona blu può avere i seguenti vantaggi: Longevità È stato suggerito che le persone nella zona blu vivano a lungo e vite sane (fino a 90 e 100). Migliorare la salute mentale Ovviamente ciò che mangi può influire sulla tua salute fisica, ma ha anche un impatto sul tuo umore e sul tuo benessere mentale. Ciò significa che, come dimostra la dieta della zona blu, più cibi integrali sono di alta qualità, meglio è.

LE REGIONI DELLA LONGEVITÀ

Le Zone Blu sono cinque aree del mondo dove si registra una concentrazione eccezionale di centenari, ovvero persone che vivono oltre i 100 anni. Queste zone sono:

Ogliastra, Sardegna, Italia: Situata nel cuore della Sardegna, l'Ogliastra è famosa per la sua dieta mediterranea ricca di frutta, verdura, legumi, cereali integrali e pesce. Gli abitanti della zona sono inoltre molto attivi fisicamente e godono di un forte senso di comunità.

Okinawa, Giappone: Okinawa è un arcipelago di isole situate a sud del Giappone. Gli abitanti di Okinawa seguono una dieta tradizionale a base di cibi vegetali fermentati, pesce e alghe. Praticano anche regolarmente attività fisica, come il tai chi e il giardinaggio.

Loma Linda, California, Stati Uniti: Loma Linda è una città californiana abitata da una grande comunità di Adventisti del Settimo Giorno. Gli Adventisti del Settimo Giorno sono noti per la loro dieta vegetariana, l'astensione dal fumo e l'enfasi sull'esercizio fisico e sul riposo.

Penisola del Nicoya, Costa Rica: La penisola del Nicoya è situata sulla costa occidentale del Costa Rica. Gli abitanti della penisola hanno una dieta ricca di fagioli, riso e frutta. Sono inoltre molto attivi fisicamente e vivono in un ambiente tranquillo e rilassato.

Ikaria, Grecia: Ikaria è un'isola greca situata nel Mar Egeo. Gli abitanti di Ikaria seguono una dieta mediterranea simile a quella dell'Ogliastra. Sono anche noti per la loro abitudine di bere vino rosso con moderazione e di vivere una vita senza stress.

I ricercatori che studiano le Zone Blu hanno scoperto che diversi fattori contribuiscono alla longevità degli abitanti di queste zone, tra cui:

Dieta: La dieta delle popolazioni delle Zone Blu è ricca di frutta, verdura, legumi, cereali integrali e pesce. Questi alimenti sono ricchi di nutrienti essenziali per una buona salute e possono aiutare a proteggere dalle malattie croniche.

Attività fisica: Gli abitanti delle Zone Blu sono generalmente molto attivi fisicamente. Svolgono attività fisica regolarmente, sia come parte del loro lavoro quotidiano che per svago.

Senso di comunità: Gli abitanti delle Zone Blu godono di un forte senso di comunità.

Gestione dello stress: Gli abitanti delle Zone Blu hanno sviluppato meccanismi sani per gestire lo stress. Praticano tecniche di rilassamento come la meditazione e lo yoga e trascorrono del tempo nella natura.

Sonno adeguato: Gli abitanti delle Zone Blu dormono in media 7-8 ore a notte. Un sonno adeguato è importante per la salute fisica e mentale.

Se sei interessato a vivere una vita più lunga e sana, puoi prendere in considerazione l'adozione di alcuni dei principi dello stile di vita delle Zone Blu. Mangia una dieta ricca di frutta, verdura, legumi e cereali integrali. Fai regolarmente attività fisica. Coltiva un senso di comunità nella tua vita. Gestisci lo stress in modo sano. E assicurati di dormire a sufficienza. Seguendo questi consigli, puoi aumentare le tue possibilità di vivere una vita lunga, sana e felice.

I SEGRETI DELL'ALIMENTAZIONE DELLE POPOLAZIONI CENTENARIE

Le Zone Blu sono cinque regioni del mondo in cui le persone vivono eccezionalmente a lungo e in buona salute. Questi luoghi hanno attirato l'attenzione dei ricercatori che studiano i fattori che contribuiscono alla longevità. L'alimentazione gioca un ruolo fondamentale nella salute e nella longevità degli abitanti delle Zone Blu. La loro dieta è caratterizzata da alcuni elementi chiave:

1. Abbondanza di alimenti vegetali:

Frutta, verdura, legumi e cereali integrali sono alla base della dieta delle popolazioni centenarie. Questi alimenti sono ricchi di fibre, vitamine, minerali e antiossidanti, che sono essenziali per una buona salute e possono aiutare a proteggere dalle malattie croniche.

2. Consumo moderato di proteine:

Le proteine sono importanti per la salute, ma gli abitanti delle Zone Blu le consumano con moderazione. Le loro fonti proteiche preferite includono legumi, pesce, uova e latticini.

3. Grassi sani:

Gli abitanti delle Zone Blu consumano grassi sani da fonti come olive, noci, avocado e pesce. Questi grassi possono aiutare a migliorare la salute del cuore e ridurre il rischio di malattie croniche.

4. Limitazione di zuccheri e cereali raffinati:

Gli abitanti delle Zone Blu consumano quantità limitate di zuccheri e cereali raffinati. Questi alimenti possono aumentare il rischio di obesità, diabete e malattie cardiache.

5. Idratazione adeguata:

L'acqua è essenziale per la salute e gli abitanti delle Zone Blu bevono molta acqua durante il giorno.

Oltre a questi elementi chiave, l'alimentazione delle popolazioni centenarie è spesso caratterizzata da:

Cibo fresco e di stagione: Gli abitanti delle Zone Blu mangiano cibi freschi e di stagione che sono ricchi di nutrienti.

Cottura casalinga: La maggior parte degli abitanti delle Zone Blu cucina i propri pasti a casa, il che consente loro di controllare gli ingredienti e il metodo di cottura.

Pasti lenti e consapevoli: Gli abitanti delle Zone Blu si godono i loro pasti lentamente e con attenzione, il che può aiutare a migliorare la digestione e l'assorbimento dei nutrienti.

Un senso di comunità: I pasti sono spesso un'occasione per riunirsi con la famiglia e gli amici, il che può fornire un senso di appartenenza e supporto sociale.

Seguendo i principi dietetici delle popolazioni centenarie, puoi migliorare la tua salute e aumentare le tue possibilità di vivere una vita lunga e sana.

Ricorda che l'alimentazione è solo uno dei fattori che contribuiscono alla longevità. Altri fattori importanti includono l'attività fisica, la gestione dello stress, il sonno adeguato e un atteggiamento positivo.

Con un po' di sforzo e dedizione, puoi adottare alcuni dei principi dietetici delle Zone Blu nella tua vita e iniziare a raccogliere i benefici per la tua salute e il tuo benessere.

I PRINCIPI FONDAMENTALI DELLA DIETA ZONA BLU

La Dieta Zona Blu si ispira alle abitudini alimentari delle persone che vivono nelle Zone Blu, cinque aree del mondo con la più alta concentrazione di centenari. Questi principi si basano su un'alimentazione ricca di alimenti vegetali, povera di grassi saturi e zuccheri aggiunti, e moderata nelle calorie. Ecco i principi fondamentali della Dieta Zona Blu:

1. Enfasi sugli alimenti vegetali:

Frutta e verdura: Dovrebbero costituire la base della tua dieta.

Legumi: Lenticchie, fagioli e ceci sono ottime fonti di proteine vegetali, fibre e minerali.

Cereali integrali: Scegli cereali integrali come riso integrale, quinoa e avena al posto dei cereali raffinati.

Noci e semi: Sono una buona fonte di grassi sani, proteine e fibre.

2. Proteine magre:

Consumare quantità moderate di proteine magre da fonti come pesce, pollame, legumi e latticini a basso contenuto di grassi. Limitare le carni rosse e trasformate.

3. Grassi sani:

Scegliere grassi sani come quelli provenienti da olio d'oliva, avocado, noci e semi. Limitare i grassi saturi e trans.

4. Limitare gli zuccheri aggiunti:

Ridurre il consumo di zucchero raffinato, sciroppi e dolcificanti artificiali. Scegliere frutta fresca e verdura come fonte naturale di dolcezza.

5. Moderazione calorica:

Mangiare fino a sazietà, ma evitare di abbuffarsi. Prestare attenzione alle porzioni per mantenere un peso corporeo sano.

Altri consigli importanti: Bere molta acqua: È importante rimanere idratati durante il giorno. Cucinare a casa: Cucinare a casa ti permette di controllare gli ingredienti e il metodo di cottura. Mangiare pasti lenti e consapevoli: Prenditi il tempo per gustare il tuo cibo e assaporare ogni boccone. Fare attività fisica regolarmente: L'attività fisica è importante per la salute generale e può aiutare a vivere più a lungo. Gestire lo stress: Lo stress cronico può avere un impatto negativo sulla salute. Trova modi sani per gestire lo stress, come la meditazione o lo yoga. Dormire a sufficienza: Un sonno adeguato è importante per la salute fisica e mentale. Seguendo questi principi fondamentali, puoi migliorare la tua salute e aumentare le tue possibilità di vivere una vita lunga e sana. Ricorda che la Dieta Zona Blu non è una dieta rigida, ma piuttosto uno stile di vita. Si tratta di fare scelte alimentari sane e di adottare abitudini che promuovano la longevità e il benessere.

LA BASE SCIENTIFICA DELLA DIETA ZONA BLU

La Dieta Zona Blu si basa su decenni di ricerche scientifiche che dimostrano i benefici di un'alimentazione a base vegetale, ricca di nutrienti e moderata nelle calorie per la salute e la longevità.

Ecco alcune delle principali evidenze scientifiche che supportano la Dieta Zona Blu:

1. Riduzione del rischio di malattie croniche:

Malattie cardiache: La Dieta Zona Blu è associata a un minor rischio di malattie cardiache, la principale causa di morte nel mondo. Questo grazie all'alto consumo di frutta, verdura, legumi e cereali integrali, che sono ricchi di fibre, vitamine, minerali e antiossidanti che possono aiutare a ridurre la pressione sanguigna, il colesterolo LDL ("cattivo") e il rischio di infarto.

Ictus: La Dieta Zona Blu è anche associata a un minor rischio di ictus. Questo grazie all'alto consumo di frutta, verdura e pesce, che sono ricchi di nutrienti che possono aiutare a migliorare la circolazione sanguigna e ridurre il rischio di coaguli di sangue.

Diabete di tipo 2: La Dieta Zona Blu può aiutare a prevenire o gestire il diabete di tipo 2. Questo grazie all'alto consumo di fibre e al basso consumo di zuccheri aggiunti, che aiutano a regolare i livelli di zucchero nel sangue.

Cancro: Alcune ricerche suggeriscono che la Dieta Zona Blu possa aiutare a ridurre il rischio di alcuni tipi di cancro, come il cancro del colon e il cancro al seno. Questo grazie all'alto consumo di frutta, verdura, legumi e cereali integrali, che sono ricchi di composti vegetali con proprietà antitumorali.

2. Aumento della longevità:

Studi sulle Zone Blu: Gli studi condotti nelle Zone Blu hanno dimostrato che gli abitanti di queste regioni hanno una vita media più lunga rispetto alla media globale. Questo è stato attribuito in parte alla loro dieta, ricca di alimenti vegetali e povera di grassi saturi e zuccheri aggiunti. Ricerche su specifici alimenti: Alcune ricerche suggeriscono che il consumo di determinati alimenti, come frutta, verdura, legumi e noci, può essere associato a un minor rischio di morte e a una maggiore longevità.

3. Miglioramento della salute mentale:

Dieta e umore: Alcune ricerche suggeriscono che un'alimentazione sana può migliorare l'umore e ridurre il rischio di depressione.

Questo grazie all'alto consumo di frutta, verdura e pesce, che sono ricchi di nutrienti che possono influenzare positivamente la produzione di neuro trasmettitori nel cervello. Dieta e funzione cognitiva: Alcune ricerche suggeriscono che un'alimentazione sana può aiutare a migliorare la funzione cognitiva e ridurre il rischio di declino cognitivo e demenza. Questo grazie all'alto consumo di frutta, verdura, legumi e cereali integrali, che sono ricchi di nutrienti importanti per la salute del cervello.

È importante sottolineare che la Dieta Zona Blu è solo uno dei fattori che contribuiscono alla salute e alla longevità. Altri fattori importanti includono l'attività fisica, la gestione dello stress, il sonno adeguato e un atteggiamento positivo.

BILANCIARE I MACRO NUTRIENTI

La Dieta Zona Blu enfatizza un'alimentazione a base vegetale, ricca di nutrienti e moderata nelle calorie, piuttosto che contare specificamente i macronutrienti (carboidrati, proteine, grassi). Tuttavia, bilanciare i macronutrienti può comunque essere utile per sentirsi sazi e fornire al tuo corpo l'energia di cui ha bisogno. Ecco alcune considerazioni sul bilanciamento dei macronutrienti all'interno della Dieta Zona Blu:

1. Enfasi sui carboidrati complessi:

La Dieta Zona Blu si concentra su frutta, verdura, legumi e cereali integrali. Questi alimenti sono naturalmente ricchi di carboidrati complessi, che rilasciano energia lentamente e aiutano a mantenere i livelli di zucchero nel sangue stabili.

Mira a consumare la maggior parte dei tuoi carboidrati da fonti vegetali intere invece di fonti raffinate come pane bianco, pasta bianca e riso bianco.

2. Proteine moderate:

La Dieta Zona Blu incoraggia l'inclusione di fonti proteiche magre come pesce, pollame, legumi e latticini a basso contenuto di grassi.

La quantità di proteine di cui hai bisogno dipende da vari fattori come età, sesso, livello di attività e obiettivi di salute. In generale, una persona media ha bisogno di circa 0,8 grammi di proteine per chilo di peso corporeo al giorno.

3. Grassi sani:

La Dieta Zona Blu incoraggia l'inclusione di grassi sani provenienti da olio d'oliva, avocado, noci e semi. Questi grassi sono essenziali per la salute del cuore, del cervello e per assorbire alcune vitamine liposolubili.

Un modo semplice per bilanciare i macronutrienti con la Dieta Zona Blu è seguire il piatto del mangiar sano: Metà del piatto: Riempi metà del tuo piatto con frutta e verdura. Un quarto del piatto: Riempi un quarto del tuo piatto con cereali integrali come riso integrale, quinoa o avena. Un quarto del piatto: Riempi l'ultimo quarto del tuo piatto con proteine magre o grassi sani. Questo metodo ti aiuterà naturalmente a consumare la maggior parte dei tuoi carboidrati da fonti vegetali e a includere quantità moderate di proteine e grassi sani. Inoltre: Mangia fino a saziarti, ma evita di abbuffarti. Non è necessario contare le calorie in modo rigido: la Dieta Zona Blu si concentra su scelte alimentari sane piuttosto che sulla restrizione calorica. Consulta un nutrizionista: Se hai dubbi o necessiti di un piano personalizzato, consulta un nutrizionista registrato che può aiutarti a bilanciare i macronutrienti in base alle tue esigenze individuali.

IMPLEMENTARE LO STILE DI VITA ZONA BLU

Adottare lo stile di vita Zona Blu va oltre la semplice dieta. Si tratta di incorporare abitudini che favoriscono la longevità e il benessere generale. Ecco alcuni passi per implementare lo stile di vita Zona Blu nella tua vita quotidiana:

1. Alimentazione:

Segui i principi della Dieta Zona Blu:

Aumenta il consumo di frutta, verdura, legumi e cereali integrali.

Includi fonti proteiche magre come pesce, pollame, legumi e latticini a basso contenuto di grassi.

Scegli grassi sani provenienti da olio d'oliva, avocado, noci e semi.

Limita gli zuccheri aggiunti, i cereali raffinati e le carni rosse.

Pianifica i pasti settimanali e prepara i pasti in anticipo per una maggiore aderenza.

2. Attività fisica:

Sii attivo ogni giorno:

Non è necessario iscriversi in palestra. Camminare, andare in bicicletta, nuotare, ballare o fare giardinaggio sono ottime attività.

Mira ad almeno 30 minuti di attività fisica moderata la maggior parte dei giorni della settimana.

Trova un'attività che ti piaccia e che riesci a integrare nella tua routine quotidiana.

3. Scopo nella vita:

Avere un senso di scopo e significato nella vita è fondamentale.

Trova qualcosa che ti appassiona e che ti motiva ad alzarti ogni mattina.

Può essere un lavoro che ami, un hobby creativo, o dedicarti al volontariato.

Avere obiettivi e progetti per il futuro può aiutarti a rimanere motivato e positivo.

4. Gestire lo stress:

Trova modi sani per gestire lo stress, come la meditazione, lo yoga, il tai chi, o semplicemente trascorrere del tempo nella natura. Impara a dire di no quando necessario e delega le attività quando possibile.

Pratiche di respirazione profonda e tecniche di rilassamento possono aiutarti a gestire lo stress quotidiano.

5. Senso di comunità:

Coltivare relazioni positive e forti è importante per la salute e il benessere.

Trascorri del tempo con la famiglia e gli amici che ti sostengono e ti fanno sentire bene. Coinvolgiti nella tua comunità.

Sentirsi parte di qualcosa di più grande di te stesso può contribuire ad una vita più lunga e felice.

6. Sonno adeguato: Mira a dormire dalle 7 alle 8 ore a notte. Crea una routine del sonno regolare e rilassante, Evita schermi luminosi e attività stimolanti prima di coricarti.

7. Impegno a lungo termine:

Adottare lo stile di vita Zona Blu è un impegno a lungo termine. Non aspettarti risultati immediati. Concentrati su apportare piccoli cambiamenti sostenibili alla tua routine quotidiana.

Celebra i tuoi successi e non scoraggiarti dai passi falsi.

Ricorda che ogni piccolo cambiamento positivo contribuirà alla tua salute e longevità a lungo termine.

Inoltre: Implementare lo stile di vita Zona Blu non significa diventare perfetto. Si tratta di fare scelte positive per la tua salute e il tuo benessere ogni giorno. Con un po' di impegno e dedizione, puoi vivere una vita più lunga, più sana e più felice.

CONCLUSIONI - IL FUTURO DELLA DIETA ZONA BLU

La Dieta Zona Blu si basa su solide basi scientifiche e offre un approccio pratico e realistico per una vita più lunga e sana. Ecco alcuni dei motivi per cui la Dieta Zona Blu è destinata a durare nel tempo:

È basata su alimenti integrali e nutrienti: La Dieta Zona Blu enfatizza il consumo di frutta, verdura, legumi, cereali integrali e proteine magre, tutti alimenti ricchi di nutrienti essenziali per la salute. Promuove uno stile di vita sano: Oltre alla dieta, la Dieta Zona Blu incoraggia l'attività fisica regolare, la gestione dello stress, il sonno adeguato e il coltivare relazioni sociali positive, tutti fattori che contribuiscono alla longevità e al benessere generale. È flessibile e adattabile: La Dieta Zona Blu non è una dieta rigida, ma piuttosto una guida flessibile che può essere adattata alle esigenze e alle preferenze individuali.

È deliziosa e piacevole: Ci sono infinite ricette deliziose e nutrienti che si adattano ai principi della Dieta Zona Blu. È supportata da prove scientifiche: La Dieta Zona Blu è supportata da un crescente corpo di ricerche scientifiche che dimostrano i suoi benefici per la salute e la longevità.

Man mano che la ricerca sulla Dieta Zona Blu avanza e che sempre più persone ne adottano i principi, è probabile che il suo impatto sulla salute pubblica aumenterà. La Dieta Zona Blu ha il potenziale per ridurre l'incidenza di malattie croniche, migliorare la qualità della vita e aumentare l'aspettativa di vita in tutto il mondo. Oltre alla sua applicazione individuale, la Dieta Zona Blu può anche essere utilizzata per informare politiche e interventi a livello di popolazione. Promuovere diete a base vegetale, incoraggiare l'attività fisica e creare ambienti che favoriscano la socializzazione e la gestione dello stress può avere un impatto positivo sulla salute e sul benessere di intere comunità.

In definitiva, il futuro della Dieta Zona Blu è luminoso. Con la sua enfasi su cibi integrali, uno stile di vita sano e la ricerca del benessere, la Dieta Zona Blu offre un percorso promettente per una vita più lunga, più sana e più felice per tutti. Oltre a quanto sopra, ecco alcuni punti addizionali da considerare: Ricerca in corso: La ricerca sulla Dieta Zona Blu è in continua evoluzione e si stanno scoprendo sempre più benefici per la salute. Nuove tecnologie: Le nuove tecnologie possono essere utilizzate per rendere la Dieta Zona Blu più accessibile e personalizzata. Educazione e sensibilizzazione: È importante aumentare la consapevolezza sui benefici della Dieta Zona Blu e fornire alle persone le risorse necessarie per adottarla. Insieme, questi fattori possono contribuire a rendere la Dieta Zona Blu una forza potente per migliorare la salute e il benessere delle persone in tutto il mondo.

CONSIGLI FINALI PER ABBRACCIARE UNO STILE DI VITA SANO E LONGEVO

Consigli finali per abbracciare uno stile di vita sano e longevo

Adottare uno stile di vita sano e longevo non è un compito impossibile. Si tratta di fare scelte consapevoli e positive ogni giorno. Ecco alcuni consigli finali per aiutarti a iniziare:

1. Inizia con piccoli passi: Non è necessario stravolgere la tua vita da un giorno all'altro. Inizia con piccoli cambiamenti che puoi sostenere nel tempo. Ad esempio, puoi iniziare ad aggiungere più frutta e verdura alla tua dieta, fare una passeggiata quotidiana o dedicare 10 minuti al giorno alla meditazione.

2. Trova la tua motivazione: Cosa ti spinge a voler vivere una vita più sana e longeva? Avere un obiettivo chiaro può aiutarti a rimanere motivato nel lungo termine.

3. Renditi conto dei benefici: Prenditi del tempo per conoscere i benefici di uno stile di vita sano. Questo ti aiuterà a rimanere concentrato sui tuoi obiettivi e a superare le sfide che potresti incontrare lungo il percorso.

4. Non scoraggiarti dai passi falsi: Tutti commettono errori. Se sgarri, non mollare. Semplicemente ricomincia da dove hai lasciato.

5. Trova il supporto: Circondati di persone che ti supportano nel tuo percorso verso uno stile di vita sano. Questo potrebbe includere familiari, amici, un gruppo di supporto o un nutrizionista.

6. Ascolta il tuo corpo: Presta attenzione ai segnali del tuo corpo. Se ti senti stanco, stressato o affaticato, prenditi del tempo per riposare e ricaricare le energie.

7. Divertiti! Uno stile di vita sano non deve essere noioso. Trova modi per divertirti mentre fai scelte salutari.

Ricorda, lo stile di vita sano e longevo è un viaggio, non una destinazione. Goditi il processo e celebra i tuoi successi lungo la strada. In aggiunta ai consigli sopraccitati, ecco alcune risorse che potresti trovare utili: Con un po' di impegno e dedizione, puoi vivere una vita più lunga, più sana e più felice.

RICETTE
DI ANTIPASTI

INSALATA DI FAGIOLI BIANCHI CON POMODORI E CIPOLLE

Tempo di preparazione: 10 minuti

Tempo di cottura: N/A

Dosi per 4 persone:

Ingredienti:

Fagioli bianchi cotti: 200 g

Pomodoro: 1 medio

Cipolla rossa: 1/2

Olio d'oliva: 1 cucchiaio

Succo di limone: 1 cucchiaio

Sale: q.b.

Pepe: q.b.

Preparazione:

Sciacquare i fagioli bianchi cotti sotto acqua corrente. Tagliare il pomodoro a cubetti e la cipolla rossa a fettine sottili. In una ciotola capiente, unire i fagioli bianchi, il pomodoro, la cipolla rossa, l'olio d'oliva, il succo di limone, il sale e il pepe. Mescolare bene per amalgamare gli ingredienti. Servire l'insalata subito o conservarla in frigorifero per un massimo di 2 giorni.

SPIEDINI DI POMODORI E MOZZARELLA

Tempo di preparazione: 5 minuti

Tempo di cottura: N/A

Dosi per 4 persone:

Ingredienti:

Pomodoro: 1 medio

Mozzarella fresca: 1

Basilico fresco: 12 foglie

Olio d'oliva: 1 cucchiaio

Sale: q.b.

Pepe: q.b.

Preparazione:

Tagliare il pomodoro e la mozzarella a cubetti. Lavare le foglie di basilico. Su uno spiedino alternare i pomodori, la mozzarella e le foglie di basilico. Irrorare con olio d'oliva, sale e pepe. Servire gli spiedini subito.

HUMMUS CON VERDURE FRESCHE

Tempo di preparazione: 15 minuti

Tempo di cottura: N/A

Dosi per 4 persone:

Ingredienti:

Ceci cotti: 400 g

Tahini: 1/4 di tazza

Succo di limone: 1/4 di tazza

Aglio: 2 spicchi

Acqua: 1/4 di tazza

Olio d'oliva: 1/4 di tazza

Sale: q.b.

Pepe: q.b.

Verdure fresche: carote, sedano,

peperoni (a piacere)

Preparazione:

Sciacquare i ceci cotti sotto acqua corrente. In un robot da cucina, frullare i ceci, il tahini, il succo di limone, l'aglio, l'acqua e l'olio d'oliva fino a ottenere un composto liscio e cremoso. Aggiungere sale e pepe a piacere. Servire l'hummus con verdure fresche tagliate a bastoncino.

UOVA SODE CON AVOCADO

Tempo di preparazione: 10 minuti

Tempo di cottura: 10 minuti

Dosi per 4 persone:

Ingredienti:

Uova: 4

Avocado: 2

Sale: q.b.

Pepe: q.b.

Preparazione:

Cuocere le uova in acqua bollente per 10 minuti, o fino a cottura desiderata. Sgusciare le uova e tagliarle a metà. Affettare gli avocado. Guarnire le uova sode con l'avocado, sale e pepe. Servire subito.

INSALATA DI QUINOA CON VERDURE GRIGLIATE

Tempo di preparazione: 20 minuti

Tempo di cottura: 15 minuti per la quinoa,

15-20 minuti per le verdure grigliate

Dosi per 4 persone:

Ingredienti:

Quinoa: 1 tazza

Acqua o brodo vegetale: 2 tazze

Zucchina: 1 media

Melanzana: 1 media

Peperone rosso: 1

Cipolla rossa: 1

Olio d'oliva: 3 cucchiai

Sale: q.b.

Pepe: q.b.

Preparazione:

Sciacquare la quinoa sotto acqua corrente. In una pentola media, cuocere la quinoa nell'acqua o nel brodo vegetale a fuoco basso per 15 minuti, o fino a quando il liquido non sarà stato assorbito. Nel frattempo, tagliare le zucchine, le melanzane, i peperoni e la cipolla rossa a pezzetti. Scaldare l'olio d'oliva in una padella grigliante a fuoco medio-alto. Grigliare le verdure per 15-20 minuti, girandole di tanto in tanto, fino a quando saranno tenere e leggermente carbonizzate. Scondire la quinoa cotta e lasciarla raffreddare leggermente. In una ciotola capiente, unire la quinoa raffreddata, le verdure grigliate, il sale e il pepe. Mescolare bene per amalgamare gli ingredienti. Servire l'insalata subito.

INSALATA DI CECI CON FINOCCHIO E ARANCIA

Tempo di preparazione: 15 minuti

Tempo di cottura: N/A

Dosi per 4 persone:

Ingredienti:

Ceci cotti: 200 g

Finocchio: 1 medio

Arancia: 1

Olio d'oliva: 1/4 di tazza

Succo di limone: 2 cucchiai

Aceto balsamico: 1 cucchiaio

Sale: q.b.

Pepe: q.b.

Preparazione:

Sciacquare i ceci cotti sotto acqua corrente. Tagliare il finocchio a fettine sottili e l'arancia a spicchi. In una ciotola capiente, unire i ceci, il finocchio, l'arancia, l'olio d'oliva, il succo di limone, l'aceto balsamico, il sale e il pepe. Mescolare bene per amalgamare gli ingredienti. Servire l'insalata subito o conservarla in frigorifero per un massimo di 2 giorni.

MELONE CON FETA E MENTA

Tempo di preparazione: 10 minuti

Tempo di cottura: N/A

Dosi per 4 persone:

Ingredienti:

Melone: 1/2

Feta: 200 g

Menta fresca: 1/4 di tazza

Olio d'oliva: 1 cucchiaio

Sale: q.b.

Pepe: q.b.

Preparazione:

Tagliare il melone a fette, eliminare i semi e la buccia. Tagliare la feta a cubetti. Tritare finemente le foglie di menta. In una ciotola, unire il melone a fette, la feta a cubetti, la menta tritata, l'olio d'oliva, il sale e il pepe. Mescolare delicatamente per amalgamare gli ingredienti. Servire l'insalata di melone con feta e menta subito o metterla in frigorifero per un massimo di 2 giorni.

ROTOLINI DI PROSCIUTTO E RICOTTA

Tempo di preparazione: 15 minuti

Tempo di cottura: N/A

Dosi per 4 persone:

Ingredienti:

Prosciutto crudo: 8 fette

Ricotta: 250 g

Erbe fresche tritate:

1/4 di tazza (basilico,

prezzemolo, erba cipollina)

Sale: q.b.

Pepe: q.b.

Preparazione:

In una ciotola, mescolare la ricotta con le erbe fresche tritate, il sale e il pepe. Stendere le fette di prosciutto crudo su un piano di lavoro. Spalmare un cucchiaio di composto di ricotta su ogni fetta di prosciutto. Arrotolare le fette di prosciutto per formare dei rotolini. Tagliare i rotolini a metà in diagonale. Servire i rotolini di prosciutto e ricotta subito o metterli in frigorifero per un massimo di 2 giorni.

VERDURE GRIGLIATE CON SALSA TZATZIKI

Tempo di preparazione: 20 minuti

Tempo di cottura: 15 minuti

per le verdure grigliate,

10 minuti per la salsa tzatziki

Dosi per 4 persone:

Ingredienti:

Zucchine: 2 medie

Melanzana: 1 media

Peperone rosso: 1

Cipolla rossa: 1

Olio d'oliva: 3 cucchiai

Sale: q.b.

Pepe: q.b.

Ingredienti per la salsa tzatziki:

Yogurt greco: 200 g

Cetriolo: 1 medio

Aglio: 1 spicchio

Aneto fresco: 1/4 di tazza

Succo di limone: 1 cucchiaio

Sale: q.b.

Pepe: q.b.

Preparazione:

Per le verdure grigliate: Tagliare le zucchine, le melanzane, i peperoni e la cipolla rossa a pezzetti. Scaldare l'olio d'oliva in una padella grigliante a fuoco medio-alto. Grigliare le verdure per 15 minuti, girandole di tanto in tanto, fino a quando saranno tenere e leggermente carbonizzate.

Scondire le verdure grigliate e lasciarle raffreddare leggermente. Per la salsa tzatziki: In una ciotola, mescolare lo yogurt greco, il cetriolo grattugiato, l'aglio tritato, l'aneto fresco tritato, il succo di limone, il sale e il pepe. Mescolare bene per amalgamare gli ingredienti. Coprire la salsa tzatziki e metterla in frigorifero per almeno 30 minuti prima di servirla. Per comporre il piatto: Disporre le verdure grigliate su un piatto da portata. Versare la salsa tzatziki sulle verdure grigliate. Servire subito.

TARTINE DI AVOCADO E SALMONE AFFUMICATO

Tempo di preparazione: 10 minuti

Tempo di cottura: N/A

Dosi per 4 persone:

Ingredienti:

Pane integrale: 8 fette

Avocado: 2 maturi

Salmone affumicato: 200 g

Succo di limone: 1/4 di tazza

Sale: q.b.

Pepe: q.b.

Preparazione:

Tostare le fette di pane integrale. Schiacciare gli avocado in una ciotola e irrorare con il succo di limone per evitare che anneriscano. Spalmare l'avocado tostato su ogni fetta di pane. Disporre il salmone affumicato sulle tartine di avocado. Condire con sale e pepe a piacere. Servire le tartine di avocado e salmone affumicato subito.

GUACAMOLE

Difficoltà: Molto facile

Preparazione: 20 min

Dosi per: 6 persone

Basso costo

ingredienti

Avocado (2) 500 g

Cipolle bianche (metà) 35 g

Succo di lime 35 g

Coriandolo a piacere

Pomodori ramati 1

Salare fino a 1 pizzico

Preparazione

Per preparare il guacamole, per prima cosa sbucciate e tritate finemente la cipolla 1, poi tritate anche il coriandolo 2. Dividete a metà l'avocado e togliete il nocciolo 3. Togliete la polpa con l'aiuto di un cucchiaio e versatela all'interno di un mortaio 4. Aggiungere il succo di lime 5 e iniziare a pestare fino ad ottenere una crema 6. Aggiungere anche la cipolla tritata 7 e il coriandolo 8 e pestare ancora per amalgamare il tutto, quindi aggiungere il sale 9. Se vi piacciono i cibi piccanti, a questo punto potete aggiungere del fresco peperoncino o qualche goccia di Tabasco. Infine riducete il pomodoro a cubetti 10 e unitelo alla salsa 11. La vostra salsa guacamole è pronta per essere servita.

POLPETTE DI TONNO E PATATE

Difficoltà: Facile

Preparazione: 25 min

Cottura: 45 min

Dosi per: 15 pezzi

ingredienti

Tonno al naturale sgocciolato 110 g

Patate 650 g

Timo a piacere

Salvia a piacere

Salare a piacere

Pepe nero a piacere

Scorza di limone 1

Per impanare e friggere

Uova 2

Pangrattato 150 g

Olio di semi a piacere

Preparazione

Per preparare le polpette di tonno e patate, per prima cosa lessate le patate in acqua fredda 1 per circa 40 minuti 2. Questo tempo varia in base alla grandezza delle patate, per verificare che siano cotte provate a punzecchiare con una forchetta, se i rebbi entreranno facilmente nel senso che sono cotti. A questo punto scolatele e sbucciatele; poi schiacciatele in una ciotola, utilizzando l'apposito attrezzo 3. Fatele raffreddare e nel frattempo preparate il trito di timo e salvia 4. Appena le patate non saranno più calde, aggiungete il tonno, il trito aromatico 5, e condite con sale 6. Aggiungere il pepe 7 e la scorza grattugiata di un limone 8 e amalgamare il tutto con una forchetta 9 fino ad ottenere un composto uniforme. A questo punto preparate delle polpette del peso di circa 25 g 10, poi passate prima nell'uovo sbattuto 11 e poi nel pangrattato 12. Nel frattempo, mentre preparate le polpette, versate l'olio in una padella e fatelo scaldare fino a raggiungere una temperatura di 170°. Non appena questa sarà abbastanza calda, tuffati pochi pezzi per volta 14. Friggere le polpette di tonno e patate per circa 3 minuti, poi scolatele con una schiumarola e trasferite su un foglio di carta per fritti 14. Finite di friggere e servite il vostro polpette di tonno e patate bollenti 15.

INVOLTINI PRIMAVERA

Difficoltà: Facile

Preparazione: 30 min

Cottura: 20 min

Dosi per: 8 pezzi

Costo medio

ingredienti

Fogli in rotolo (21,5 x 21,5 cm) 8 fogli

Cavolo cappuccio) 300 g Carote 60 g, Cipolle bianche 50 g

Vino di riso 30 g, olio di semi di arachide qb

Salare a piacere

Pepe bianco (o nero) a piacere

Albumi d'uovo a piacere

Olio di semi di arachidi

Preparazione

Per preparare gli involtini primavera, per prima cosa scongelate le sfoglie già pronte e copritele con un canovaccio leggermente inumidito per evitare che si secchino. Sbucciare e tagliare a listarelle sottili il cavolo cappuccio 1, le cipolle 2 e le carote 3. Scaldare il wok a fuoco vivo, quindi versare l'olio di semi e le cipolle 4. Soffriggere per un paio di minuti, quindi aggiungere le carote e la verza 5. Condire con sale e pepe 6. Aggiungere anche il vino di riso 7 e far rosolare le verdure per 4-5 minuti: devono essere cotte ma ancora croccanti 8. Trasferire le verdure in uno scolapasta per eliminare eventuali liquidi in eccesso, quindi stenderle un po' con le bacchette per preservare meglio colore e consistenza 10.

Ripiegare l'angolo inferiore verso l'alto e arrotolare senza premere fino a ricoprire il ripieno 11, quindi ripiegare gli angoli ai lati verso il centro 12. Infine arrotolare il rotolo dal basso verso l'alto 13 e sigillare la pasta inumidendo leggermente i bordi con un po' di albume d'uovo 14, potete usare le dita o un pennello. Non premere troppo forte o l'impasto potrebbe rompersi. Procedete in questo modo per formare tutti gli involtini 15. Ora scaldate nuovamente il wok, poi versate abbondante olio di semi 16 per portare ad una temperatura di 180°. Quando l'olio sarà ben caldo, abbassate leggermente la fiamma e friggere pochi involtini alla volta 17, girandoli da entrambi i lati 18. Quando saranno ben dorati da entrambi i lati, scolate gli involtini 19 e adagiarli su carta da cucina per assorbire l'eccesso olio 20. Servite i vostri involtini primavera ancora caldi accompagnati da salsa piccante o agrodolce!

VITELLO TONNATO

Difficoltà: Facile

Preparazione: 30 min

Cottura: 55 min

Dosi per: 4 persone

Costo: Alto

ingredienti

Vitello (tondo o girello) 800 g

Sedano 1 costola

Carote 1

Cipolle dorate 1

Aglio 1 spicchio

Vino bianco 250 g

Acqua 1,5l

Olio extra vergine di oliva 3 cucchiai

Pepe nero in grani qb

Salare a piacere

Per la salsa, Uova 2

Tonno sott'olio sgocciolato 100 g

Acciughe sott'olio 3 filetti

Capperi sotto sale 5 g

Frutti di cappero per decorare qb

Brodo di carne 150 g

Preparazione

Per preparare il vitello tonnato iniziate pulendo le verdure che serviranno per cuocere la carne. Lavatele, poi sbucciate la carota e mondatela, tagliatela a pezzetti. Togliete quindi le estremità al sedano e tagliatelo a pezzetti 1. Sbucciate la cipolla e dividetela in 2 parti, pulite l'aglio e servitela intera. Passare alla pulizia della carne eliminando eventuali cartilagini e filamenti di grasso 2. Mettere il pezzo di girello 3 in una pentola capiente. Aggiungere le verdure tagliate e l'aglio 4 e i grani di pepe nero. Versate il vino bianco 7 e poi l'acqua 8 che dovrà coprire il tutto. Salate e poi aggiungete anche l'olio. 9. Accendi il fornello e attendi che bolle. Togliete gradualmente la schiuma che affiorerà in superficie 10. Quindi chiudete il coperchio e abbassate leggermente la fiamma, lasciando cuocere per circa 40-45 minuti: ricordando che per ogni 500 g di carne ci vogliono circa 30 minuti di cottura. L'importante è che il cuore della carne non superi i 65°, da misurare con un termometro da cucina. Una volta cotto il pezzo di carne, scolatelo 11 e fatelo raffreddare completamente 12. Quindi filtrate il brodo 13. Vi serviranno circa 150 g di brodo. Nel frattempo preparate le uova sode. In una casseruola con abbondante acqua fredda,

Accendi la stufa e conta 9 minuti dal momento dell'ebollizione. Quando saranno indurite, scolatele e sciacquate sotto l'acqua fredda. Una volta raffreddate sbucciatele e tagliatele in 4 parti 15. In un boccale versate gli spicchi d'uovo, il tonno sgocciolato 16, le acciughe sott'olio 17, e i capperi dissalati, infine aggiungete poco alla volta il brodo 19. Usa il frullatore per immergere e aggiungere altro brodo se necessario. Frullate 20 fino ad ottenere una crema liscia 21. A questo punto la carne dovrà essere completamente fredda. Affettate sottilmente con un coltello a lama liscia 22. Disponete le fette su un piatto da portata e versate al centro la crema ottenuta 24. Decorate infine con i frutti di cappero, alcuni interi e altri tagliati a metà e il vostro vitello tonnato è pronto.

CAPESANTE GRATINATE

Difficoltà: Molto facile

Preparazione: 15 min

Cottura: 15 min

Dosi per: 4 persone

Costo medio

ingredienti

Capesante 8

Pane grattugiato 100 g

Pepe nero a piacere

Salare a piacere

Olio extravergine di oliva 40 g

Scorza di limone 1, Prezzemolo qb

Timo a piacere

Maggiorana a piacere

Preparazione

Per gratinare le capesante iniziate dal pangrattato: prendete il pangrattato togliendo la crosta (potete fare dei crostini croccanti con la crosta che avrete tolto); tagliare la mollica a cubetti 1. Trasferirla in un mixer, aggiungere l'olio 2, sale e pepe qb 3, aggiungere le erbe aromatiche, il prezzemolo, la maggiorana e il timo (4-5), ed infine grattugiare la scorza di limone 6. Frullate e otterrete il letame 7; con queste dosi la vostra panure risulterà umida al punto giusto, in modo che il risultato sia gustoso e non rimanga troppo asciutto. Prendete le capesante, e adagiatele su una leccarda, con il guscio rivolto verso la base in modo da farcire le capesante con la panure ottenuta 8. Una volta distribuite, cuocetele in forno ventilato preriscaldato a 190° per circa 15 minuti o appena come crosta invitante 9. Le vostre capesante gratinate sono pronte per essere servite!

POLPETTE DI RICOTTA E SPINACI

Difficoltà: Molto facile

Preparazione: 25 min

Cottura: 25 min

Dosi per: 24 pezzi

Basso costo

ingredienti

Spinaci già puliti 250 g

Ricotta vaccina 250 g

Parmigiano da grattugiare 50 g

Pangrattato 40 g

Olio extravergine di oliva 20 g

Aglio 1 spicchio

Salare a piacere

Pepe nero qb, Per impanare

Uova 1, pangrattato a piacere

Sale qb, Pepe nero qb

Preparazione

Per preparare le polpette di spinaci e ricotta, iniziate scaldando l'olio insieme ad uno spicchio d'aglio intero 1, immergete gli spinaci precedentemente lavati e fateli sfrigolare a fuoco vivo, cuocendo per 5-6 minuti e mescolando spesso 2 fino a quando non si ammorbidiscono completamente 3 Eliminate l'aglio 4 e poi mettete gli spinaci a scolare in uno scolapasta, schiacciandoli leggermente con una spatola in modo da far perdere l'acqua in eccesso e lasciate raffreddare così 5; una volta fredde tritate grossolanamente con un coltello 6. A questo punto versate la ricotta in una ciotola (se c'è molta acqua scolatela prima) e mescolate con il cucchiaio 7, quindi aggiungete gli spinaci e il formaggio grattugiato 8, aggiustate di sale e pepe, e impastate 9. Poi, per dare più consistenza alle polpette, aggiungete il pangrattato 10 e continuate ad impastare 11. Appena l'impasto è pronto potete occuparvi di formare le polpette . Poi prendete un po' di impasto, circa 20 grammi, e modellarlo con le mani 12; otterrete così circa 24-26 polpettine 13. Gradualmente poi passatele delicatamente in una ciotolina in cui avrete sbattuto l'uovo insieme a sale e pepe 14, e poi in un'altra ciotolina in cui ci sarà il pangrattato 15. Proseguite così fino a finirli tutti e disporli man mano su una teglia foderata di carta forno (16-17). Cuocere le polpette di spinaci e ricotta in forno preriscaldato, in modalità statica, a 200° per circa 20 minuti. Serviteli ben caldi!

FRITTELLE DI PATATE CROCCANTI

Difficoltà: Facile

Preparazione: 20 min

Cottura: 20 min

Dosi per: 20 pezzi

Costo: Molto basso

ingredienti

Patate (grandi) 4

farina 00 2 cucchiai

Rosmarino 2 rametti

Salare a piacere

Pepe nero a piacere

Olio d'oliva a piacere

Preparazione

Lavate e sbucciate le patate, poi tagliatele a listarelle 1 (se ne avete una potete usare un'apposita grattugia) e mettetele in una ciotola. Aggiungete un paio di cucchiai di farina 2 agli aghi di rosmarino tritati grossolanamente 3, e mescolate per amalgamare gli ingredienti. Aggiungere il pepe 4 e il sale. Versate un paio di dita d'olio in una padella e fatelo scaldare (180°), poi prendete il composto a cucchiaiate e mettetele nell'olio caldo, appiattendo la frittella con i rebbi di una forchetta. Rosolare il pancake su entrambi i lati 6 e poi scolare l'olio in eccesso su carta da cucina. Servite le frittelle di patate croccanti ancora calde.

CIPOLLE IN AGRODOLCE

Difficoltà: Molto facile

Preparazione: 5 min

Cottura: 40 min

Dosi per: 4 persone, Low cost

ingredienti

Cipolline Borettane 600 g

Aceto di mele 40 g

Zucchero di canna 40 g, Burro 30 g

Acqua 15 g, Timo 1 rametto

Salare a piacere

Pepe nero a piacere

Preparazione

Per preparare le cipolle in agrodolce versate in un pentolino lo zucchero di canna 1 e l'acqua 2. Sciogliere lo zucchero a fuoco basso,

mescolate con un cucchiaio di legno, poi aggiungete il burro 3. Quando anche il burro si sarà sciolto, aggiungete le cipolle che avrete precedentemente lavato 4, salato 5 e pepato. Cuocere per un paio di minuti a fuoco medio, mescolando spesso in modo da ricoprirli uniformemente con la glassa 6. Aggiungere ora l'aceto 7. Lasciare evaporare l'odore forte dell'aceto senza far asciugare il liquido 8, quindi aggiungere il timo 9 Coprire con un coperchio e cuocere a fuoco medio-basso per 30 minuti, mescolando di tanto in tanto 10; se dovessero asciugarsi o colorarsi troppo potete bagnarli con un po' d'acqua. Trascorso questo tempo controllate che le cipolle siano tenere 11; se volete una consistenza più burrosa potete continuare la cottura per altri 10 minuti. Per addensare ulteriormente la glassa potete aggiungere a fine cottura una noce di burro freddo. Le vostre cipolle in agrodolce sono pronte!

POLPETTE DI PESCE

Difficoltà: Facile

Preparazione: 30 min

Cottura: 4 min

Dosi per: 20 pezzi

Costo medio

ingredienti

Filetto di merluzzo 700 g,

Pane grattugiato 100 g

Prezzemolo 1 rametto, Timo qb

Uova (medie) 2, Aglio 1 spicchio

Salare a piacere

Pepe nero a piacere

Parmigiano da grattugiare 80 g

Farina 00 qb, Olio di semi di arachide qb

Preparazione

Per preparare le polpette di pesce, iniziate mettendo il pangrattato in un mixer 1, frullando finemente 2, e mettendolo in una ciotola. Togliete le lische ai filetti di merluzzo con l'aiuto di una pinzetta e tritateli nel mixer per pochi secondi 3. Mescolate il baccalà tritato con il pane in una ciotola 4. Lavate e tritate il prezzemolo 5, poi aggiungetelo nella ciotola 6 insieme con il timo. Condire con l'aglio schiacciato 7 e il formaggio grattugiato 8. Quindi aggiungere le due uova 9. Condire con sale 10 e pepe. Mescolare bene per mescolare tutto 11 e con il tuo

Con le mani formate delle palline della grandezza di una noce con circa 30 g di impasto 12. Disponete poco a poco le polpette su un vassoio, e ne otterrete circa 20-25 13. Poi passate nella farina 14-15. Friggere le polpette 2/3 volte in olio di semi molto caldo, a circa 170°, per circa 3 minuti. Quando le polpette saranno dorate, scolatele dall'olio con l'aiuto di una schiumarola 16 e adagiatele su carta assorbente 17 per asciugare l'olio in eccesso. Goditi le polpette di pesce calde o tiepide!

INVOLTINI DI MELANZANE

Difficoltà: Molto facile

Preparazione: 15 min

Cottura: 30 min

Dosi per: 12 pezzi

Costo: Molto basso

ingredienti

Melanzane 650 g

Prosciutto Cotto 225 g

Passata di pomodoro 400 g

Olio extravergine di oliva qb

Salare a piacere

Pepe nero a piacere

Provola 225 g

Aglio 1 spicchio

Basilico a piacere

Preparazione

Per preparare gli involtini di melanzane, per prima cosa lavate e asciugate le melanzane, poi privatele del picciolo e tagliatele nel senso della lunghezza con una mandolina per ottenere 15 fette spesse circa 1 cm. 1. Disporre le fette di melanzane su una teglia foderata con carta forno, olio 2 sale e pepe. Adesso cuocete 3 in forno ventilato preriscaldato a 210 gradi per 10 minuti. Nel frattempo preparate la salsa di pomodoro. In una casseruola versate un filo d'olio e uno spicchio d'aglio.

Versare la passata di pomodoro, salare e profumare con il basilico, portare a bollore, abbassare la temperatura e cuocere per circa 20 minuti. Una volta cotte le melanzane, iniziate a farcirle con il formaggio 7 e il prosciutto cotto 8. Arrotolate per ottenere gli involtini 9. Tenete da parte gli involtini 10. Versate 2-3 cucchiai di passata di pomodoro in una teglia 11, e disponete la melanzana rotola 12 uno accanto all'altro. Ricoprire le melanzane con il resto della salsa 13. Cuocere per 20 minuti in forno preriscaldato in modalità statica a 200°. Una volta cotti, servite gli involtini di melanzane ben caldi e filanti!

RICETTE
PRIMI PIATTI

ORECCHIETTE, CIME DI RAPA E ZENZERO

Tempo 25 min

ingredienti

4 persone

500 g di orecchiette fresche

320 g di cime di rapa pulite

aglio

zenzero fresco

olio extravergine d'oliva

sale

Pepe

Preparazione

Per la ricetta delle orecchiette, cime di rapa e zenzero, sbollentate le cime di rapa in acqua bollente salata per 30 secondi e scolatele con una schiumarola. Lessare le orecchiette nella stessa acqua delle cime di rapa. Tritate le cime e fatele rosolare in padella con 3 cucchiai di olio, 1 spicchio d'aglio e 1 cucchiaino di zenzero grattugiato. Quando iniziano a sfrigolare bagnatele con 1 mestolo di acqua di cottura della pasta. Scolare le orecchiette e condirle direttamente nella padella con le cime, completare con una macinata di pepe.

SPAGHETTI ALLE LE VONGOLE CON SALSA DI ZUCCA

Tempo 1h 10 min + 2h riposo

ingredienti

Porzioni per 4 persone

1,4 kg vongole

300 grammi di spaghetti

200 g di polpa di zucca a dadini

50 g di cipolla

4 foglie di senape

prezzemolo

sale all'aglio

olio extravergine d'oliva

Preparazione

Per la ricetta degli spaghetti alle vongole con salsa di zucca e mostarda di mandarini, mettere a bagno le vongole in 2 litri di acqua con 40 g di sale per un paio d'ore. Sciacquate bene, battendo, per togliere tutta la sabbia. Scaldare in una padella 100 g di olio con 3 g di aglio tritato; quando l'aglio inizia a venire a galla, aggiungete le vongole, coprite con un coperchio e fatele aprire a fuoco basso. Scolate le vongole dall'acqua di cottura, filtrato e tenetela da parte. Sgusciate le vongole e conditele con 2 g di prezzemolo tritato. Tritate la cipolla e fatela stufare con 50 g di olio per 3-4 minuti;

Aggiungere la zucca, coprire con acqua e cuocere per 20-25 minuti, fino a renderla morbida. Frullare con 50 g di acqua e aggiustare di sale. Cuocere gli spaghetti in abbondante acqua salata per circa 6 minuti (per 2/3 del tempo di cottura indicato sulla confezione); terminare la cottura degli spaghetti in padella in circa 3 minuti, bagnandoli come un risotto con l'acqua filtrata delle vongole, quindi aggiungere le vongole sgusciate. Distribuire la salsa di zucca nei piatti; adagiate sopra gli spaghetti alle vongole, completate con le striscioline di foglie di senape e servite.

MEZZE MANICHE CON BARBABIETOLE ROSSE

Tempo 35 min

ingredienti

Porzioni da 6 persone

300 g di barbabietole rosse e gialle

100 g di latte, sale

150 grammi di panna

60 g di prosciutto cotto a fette

600 g di pasta a mezze maniche

Preparazione

Per la ricetta delle mezze maniche alla barbabietola rossa, portare a ebollizione il latte e la panna in una casseruola e, in un'altra pentola, abbondante acqua salata per la pasta. Lavare le barbabietole e separare le foglie dai gambi;

Sbollentate le foglie nell'acqua bollente della pasta per 2 minuti, quindi trasferite nel composto di panna e latte, abbassando la fiamma e continuando la cottura per 5 minuti. Mescolate, spegnete il fuoco e frullate il tutto con un frullatore ad immersione, ottenendo una salsa cremosa. Scaldare una padella antiaderente e distribuire le fette di coppa senza sovrapporle; arrostite per un paio di minuti, finché non saranno croccanti, quindi toglietele dalla padella. Cuocere la pasta secondo i tempi indicati sulla confezione, insieme ai gambi colorati delle bietole tagliate a pezzetti; scolate, trasferite il tutto nella padella dove avete rosolato la coppa, e mantecate con la salsa di bietole. Distribuire le mezze maniche nei piatti, completare con il prosciutto e servire.

SPAGHETTI AL SUGO DI BACCALÀ

Tempo 1h 10min

ingredienti

Porzioni per 4 persone

400 g di pomodori pelati

350 grammi di spaghetti

350 g di merluzzo ammollato e dissalato

4 peperoni cruschi

3 scalogni

1 uovo

piccoli capperi sotto sale

semola rimacinata di grano duro

olio extravergine d'oliva

vino bianco, sale

Preparazione

Per la ricetta degli spaghetti al sugo di
baccalà, affettate finemente lo scalogno e
fatelo stufare dolcemente in padella con un
filo d'olio; poi sfumare con 1/2 bicchiere di
vino, poi unire i pomodori tagliati
grossolanamente e far cuocere il sugo a fuoco
basso per 30 minuti. Tagliate il cavolo a
fettine di 4-5 cm. Passate nell'uovo sbattuto,
poi nella semola di grano duro, e friggetele in
abbondante olio. Aggiungere il baccalà ei
capperi al sugo e cuocere per altri 30 minuti.
Lessare gli spaghetti in abbondante acqua
salata. Scolatele al dente, con l'apposito
mestolo, direttamente nella casseruola e
terminate la cottura, bagnando, se
necessario, con un goccio dell'acqua di
cottura. Friggere i peperoni cerebrali per 30
secondi in abbondante olio bollente.
Scolateli, sbriciolati sulla pasta e servite.

GNOCCHI AL POMODORO CLASSICI

Tempo 1h 20min

ingredienti

Porzioni per 4 persone

1 kg di patate a polpa bianca,

250 g di farina

Noce moscata

sale

pomodoro fresco

basilico

Preparazione

Per la ricetta classica degli gnocchi al pomodoro, lavate le patate con la buccia e fatele cuocere il forno a 180°C per 30-35 minuti, coperto con un foglio di alluminio. Controllare la cottura inserendo la punta del coltello; se necessario cuocerli per altri 10-15 minuti. Tirali fuori e lasciali raffreddare. Formare un mucchietto con la farina sulla spianatoia. Passate le patate nello schiacciapatate direttamente sulla farina, aggiungete un pizzico di sale e una generosa grattugiata di noce moscata. Mescolate velocemente per non attivare il glutine (che renderebbe duri gli gnocchi dopo la cottura), ottenendo un composto morbido. Formare dei filoncini di 2 cm di diametro e dividerli in panetti di 2-3 cm. Rigatelli facendoli rotolare sui rebbi della forchetta o sui riganocchi di legno. Cuocete in abbondante acqua bollente salata e scolatele per 1 minuto da quando vengono a galla. Conditeli come preferite, ad esempio con salsa di pomodoro e basilico.

RISOTTO ALLA VOGHERESE

Tempo 45 min

ingredienti

Porzioni per 4 persone

Brodo di carne da 1 litro

320 g di riso Carnaroli

80 grammi di burro

80 g parmigiano grattugiato

2 peperoni di Voghera

1 scalogno

vino bianco

sale e pepe

Preparazione

Per la ricetta del risotto alla vogherese, sbucciate lo scalogno, tritato e fatelo rosolare in una casseruola con una noce di burro. Pulite i peperoni, privateli dei semi e dei filamenti bianchi, tagliateli a losanghe e aggiungeteli in padella. Fateli insaporire per 2 minuti, bagnateli con un mestolo di brodo, e fate cuocere finché non si saranno ammorbiditi e il liquido non sarà evaporato. Prendi 1 cucchiaio di peperoni dalla padella e mettili da parte per decorare il piatto alla fine. Tostare il riso nella padella con lo scalogno ei peperoni, sfumare con una spruzzata di vino bianco e portare a cottura il riso aggiungendo poco alla volta il brodo. Spegnere, aggiustare di sale e pepe, quindi mantecare con il restante burro e il parmigiano grattugiato. Fate riposare il risotto coperto per 5 minuti, quindi servitelo completandolo con i peperoni tenuti da parte e una macinata di pepe.

PASTA CON LE ALICI

Tempo 50 min

ingredienti

4 persone

500 g di pomodorini

500 g di alici freschissime

300 g di pasta corta

2 scalogni

finocchio

semola rimacinata di grano duro

olio extravergine d'oliva

Olio di arachidi

sale

Preparazione

Per la pasta con le acciughe, sbucciate gli scalogni e tagliateli a metà nel senso della lunghezza. Affettati, sempre nel senso della lunghezza, ponendo la lama del coltello obliquamente per ottenere dei filetti che conservino meglio la loro struttura durante la cottura. Fatele appassire dolcemente in un tegame capiente con un velo d'olio, sale e qualche gambo di finocchio; quindi aggiungere i pomodorini tagliati a metà. Lasciateli ammorbidire per 2-3 minuti. Pulite le acciughe aprendole a libro, sciacquate e asciugatele; Passarle nella semola rimacinata e friggetele in olio di arachidi a 175°C, scolatele su carta da cucina non appena saranno dorate e croccanti. Lessare la pasta, scolarla al dente e farla saltare a fuoco vivo nella padella con i pomodorini. Servitelo con acciughe fritte e ciuffetti di finocchi freschi.

TAGLIOLINI DI FARRO

CON SALSA DI PEPERONI

Durata 1h 15min

ingredienti

4 persone

Per i Tagliolini

150 g di farina 00

150 g di farina di farro, 3 uova

1 kg Peperoni di vari colori

peperoncino fresco, basilico, sale

olio extravergine d'oliva

Preparazione

Mescolare le farine e unirle alle uova, lavorando il composto fino ad ottenere un composto omogeneo e liscio. Avvolgilo nella pellicola trasparente e lascialo riposare per 30 minuti.

Stendere la pasta, lavorando poco alla volta, in sfoglie sottili, con la macchina per la pasta, quindi tagliarle a fettine sottili. Adagiatele su un vassoio infarinato. Ungere i peperoni con un filo d'olio, adagiateli su una teglia e infornate a 230°C per circa 30 minuti, fino a quando saranno dorati. Sfornate e lasciateli riposare chiusi in un sacchetto per 10 minuti. Sbucciatele e privatele dei semi, ricavando dei filetti. Fatele cuocere per 10 minuti in una casseruola con 1 mestolo d'acqua e 1 peperoncino fresco tritato. Spegnete, frullate il tutto e, se volete, passate la crema al setaccio. Cuocere la panna in una casseruola per 3-5 minuti per farla addensare; salatela alla fine. Lessate i tagliolini in acqua bollente salata per circa 3 minuti e scolateli nella padella con il condimento. Saltarli brevemente e servire, completando con foglie di basilico fresco.

BUCATINI CON ZUCCHINE, PESTO DI MENTA E AVOCADO

Tempo 35 min

ingredienti

Porzioni per 4 persone

360 g bucatini

50 grammi di menta

20 g parmigiano grattugiato

10 g di pinoli, 2 zucchine

1 avocado maturo, limone, ghiaccio

olio extravergine d'oliva

sale, pepe in grani

Preparazione

Per la ricetta dei bucatini di zucchine con menta e pesto di avocado, lessate i bucatini al dente in acqua salata.

Scolatele e versatele in acqua e ghiaccio per fermare la cottura, poi scolatele molto bene eliminando tutta l'acqua. Tagliate le zucchine a nastri sottilissimi, poi a spaghetti: usate solo la parte verde e tenete il resto per il sugo. Tuffate i filetti di zucchine in acqua bollente salata e scolateli subito. Sbollentate anche le restanti zucchine in acqua bollente salata, quindi scolatele. Pesare circa 100 g. Pulite la menta tenendo solo le foglie e frullate con le zucchine, il parmigiano grattugiato, 70-80 g di olio, i pinoli e il sale, ottenendo un pesto denso. Pulite l'avocado e frullatelo con il succo di 1/2 limone, 1 cucchiaio di olio, sale e pepe, ottenendo una salsa liscia. Condite la pasta con il pesto di menta, quindi mescolate con i filetti di zucchine. Servitela completando con crema di avocado e pepe macinato grossolanamente.

LINGUINE AL GAZPACHO DI BARBABIETOLA, AGRUMI E GAMBERI ROSSI

Tempo 35 min

ingredienti

Porzioni per 4 persone

360 g di linguine

250 g 1 barbabietola lessata

12 gamberi rossi, 2 limoni

2 pompelmi rosa

1 arancia, ghiaccio

olio extravergine d'oliva

sale e pepe

Preparazione

Per la ricetta delle linguine alla barbabietola,

agrumi e gazpacho di gamberi rossi, lessate le linguine al dente in acqua salata. Scolateli e versatili in acqua e ghiaccio per fermare la cottura, poi scolateli molto bene eliminando tutta l'acqua. Frullare la barbabietola con il succo di 1 limone, 1 arancia, 1 pompelmo e un pizzico di sale, per circa 5 minuti, fino ad ottenere un composto molto omogeneo. Sgusciare i gamberi e togliere il budello nero. Condirli con un filo d'olio, sale, pepe e il succo di 1 limone e lasciarli marinare per 2 ore. Condisci la pasta con il frullato di barbabietola agli agrumi, e aggiungi tutti i gamberi tranne i 4, che conserverai per la decorazione. Impiattare la pasta con pezzetti di polpa di pompelmo e completare con i restanti gamberi. A piacere si può aggiungere un po' di menta essiccata e finemente sbriciolata.

SPAGHETTI ALL'ACQUA

DI POMODORO

BASILICO E MANDORLE

Tempo 40 min

ingredienti

Porzioni per 4 persone

360 grammi di spaghetti

40 pomodorini

40 mandorle fresche

(o sgusciati senza pelle)

4 pomodori ramati

ghiaccio, basilico

olio extravergine d'oliva

sale e pepe

Preparazione

Per la ricetta degli spaghetti all'acqua di pomodoro, basilico e mandorle, sbollentate i pomodori in acqua bollente per 30 secondi. Eliminate la pelle, conditele con olio, sale, pepe e basilico e lasciatele marinare in frigorifero per 12 ore. Lessare gli spaghetti al dente in acqua salata. Scolatele e versatele in acqua e ghiaccio per fermare la cottura, poi scolatele molto bene eliminando tutta l'acqua. Frullare i pomodori ramati e passare il frullato al setaccio: schiacciare leggermente la polpa, in modo da ottenere un acqua di pomodoro dal colore rosso (non completamente trasparente). Condisci gli spaghetti con quest'acqua, completali con i pomodorini marinati, tagliati in quarti, e con le mandorle tagliate a metà. Guarnire con basilico a piacere.

MALLOREDDUS CON PATATE, SALSA DI POMODORO E MENTA

Tempo 50 min

ingredienti

Porzioni per 4 persone

400 g di patate

200 g di malloreddus essiccati

100 g di ricotta di pecora

100 g di passata di pomodori gialli

15 g di foglie di menta

1 pomodoro ramato

olio extravergine d'oliva

sale e pepe

Preparazione

Per la ricetta dei malloreddus con patate, pomodoro e salsa di menta, sbucciate le patate e tagliatele a cubetti. Scaldare un filo d'olio con un pizzico di sale in una casseruola e rosolare le patate per 1 minuto. Bagnate con 1 bicchiere d'acqua, portate a ebollizione e cuoci per 5-6 minuti. Aggiungere la passata di pomodoro giallo e i malloreddus. Coprite con acqua e fate sobbollire, con un coperchio leggermente scostato, per il tempo di cottura della pasta. Spegnere e condire con una macinata di pepe. Lavorate la ricotta con una frusta, rendendola cremosa aggiungendo 1 cucchiaio di olio, sale e pepe. Tagliate il pomodoro a cubetti, eliminando la parte con i semi. Sbollentare la menta in acqua bollente salata, quindi raffreddarla in acqua e ghiaccio. Scolatela e frullatela con 100 g di olio. Lo sbiancamento lo manterrà verde brillante. Servire i malloreddus con la ricotta, i dadini di pomodoro e la salsa alla menta.

ASPIC SPAGHETTI CON BLOODY MARY ALLE COZZE

Tempo 50 min + 2h riposo

ingredienti

Porzioni per 4 persone

1 kg di cozze

500 g di pomodori pelati

360 grammi di spaghetti

8 g di gelatina alimentare in fogli

limone, ghiaccio, peperoncino, tabasco

olio extravergine d'oliva

sale e pepe

Preparazione

Per la ricetta degli spaghetti aspic al bloody mary con le cozze, lessate gli spaghetti al dente in acqua salata. Scolateli e versatili mettetele in acqua e ghiaccio per fermare la cottura, quindi scolatele molto bene eliminando tutta l'acqua. Pulite le cozze, poi fatele aprire in una casseruola con un filo d'olio. Sgusciate e filtrate l'acqua di cottura, pepate leggermente. Frullare i pomodori pelati e passarli al setaccio per eliminare impurità e semi. Mettere a bagno la gelatina in acqua fredda. Prendete quindi 2-3 cucchiai di passata di pomodoro, scaldata e sciogliete la gelatina, quindi aggiungete il composto al resto del pomodoro. Aggiungete anche l'acqua filtrata delle cozze e il succo di 1 limone, il peperoncino e una spruzzata di Tabasco, ottenendo il Bloody Mary. Condisci la pasta con questo Bloody Mary, aggiungendo metà delle cozze. Disponete in 4 stampini e fateli raffreddare in frigorifero per 2 ore. Sformare le gelatine e servire, completando con le restanti cozze, scorza di limone grattugiata,

PENNETTE SALMONE E VODKA

Tempo 1h

ingredienti

4 persone

400 g di pomodorini gialli

320 g di pasta tipo penne

200 g di salmone affumicato

100 gr di panna fresca

100 gr di yogurt greco

vodka, lime

erba cipollina

olio extravergine d'oliva

sale e pepe

Preparazione

Per la ricetta delle pennette salmone e vodka, tritate grossolanamente il salmone affumicato e fatelo marinare per 30 minuti con 4 cucchiai di vodka, 2 cucchiai di succo di lime, 2 cucchiai di yogurt greco e una decina di erba cipollina tritata finemente. Formare delle piccole polpette con il composto di salmone. Cuocere le pennette in acqua bollente salata, scolatele 1-2 minuti prima dei tempi indicati sulla confezione; condirli con un filo d'olio, stenderli su un vassoio e lasciarli raffreddare. Lavate i pomodorini, tagliateli a metà e cuocete 300 g in padella con 3 cucchiai di olio e un pizzico di sale per 3 minuti.

Frullate e setacciatele, ottenendo una salsa. Tagliate a pezzetti i pomodorini rimasti e metteteli a marinare con 1 cucchiaio di vodka e un pizzico di sale per 30 minuti. Montare la panna con un pizzico di sale e una macinata di pepe; mescolare delicatamente prima con lo yogurt greco, mescolando dal basso verso l'alto, poi con metà della salsa di pomodorini gialli, ottenendo una crema. Condite la pasta con la crema e completatela con le polpette di salmone, la restante salsa di pomodoro ei pomodorini marinati; condire con una macinata di pepe e qualche filo di erba cipollina tritata e servire.

PACCHERI GRATINATI RIPIENI DI SGOMBRO

Tempo 1h

ingredienti

4 persone

200 g paccheri

200 g di filetti di sgombro puliti

50 g 2 fette di pancarré

20 g di peperoncino rosso

3 pomodori ramati

1 cipolla bianca

Parmigiano

Origano, prezzemolo

vino bianco secco, olio extra vergine di oliva

sale e pepe

Preparazione

Per la ricetta dei paccheri gratinati ripieni di sgombro, cuocete i paccheri in abbondante acqua salata: per evitare di romperli, non fate bollire l'acqua violentemente e mescolate delicatamente. Scolateli, conditeli con l'olio e lasciateli raffreddare. Lavare i pomodori; tagliarne due a fette spesse 5 mm e mezzo a pezzetti. Frullare finemente il pancarré con 1 cucchiaino di origano e 1 cucchiaio di parmigiano. Quindi condire con 1 cucchiaio di olio. Tritate la cipolla e fatela appassire in una padella con 2 cucchiai di olio per un paio di minuti; salato. Tritate i filetti di sgombro. Tritare grossolanamente il peperone con una manciata di prezzemolo e unirlo alla cipolla; dopo 1 minuto unire il vino e 2-3 cucchiai d'acqua;

Cuocere a fuoco moderato per 3-4 minuti, fino a quando il liquido sarà evaporato. Infine unire lo sgombro e cuocere a fuoco medio-basso per circa 5 minuti, fino a quando non inizia a disfarsi; sale e pepe. Distribuire su un tagliere a raffreddare; quindi tritare per ottenere il ripieno dei paccheri. Conditela con un filo d'olio e impastate metà del pancarrè. Farcite ogni pacchero con un paio di cucchiaini di ripieno. Disponete le fette di pomodoro in una pirofila, leggermente sovrapposte, e conditele con un filo d'olio, un pizzico di sale e una macinata di pepe. Distribuire sopra il ripieno avanzato, i paccheri ripieni e il mezzo pomodoro a pezzetti. Condire con un filo d'olio e il restante pancarré; cuocere in modalità grill per circa 4 minuti, fino a quando i paccheri non saranno dorati.

CARBONARA DI MARE

Tempo 1h 15min

ingredienti

4 porzioni

Per la pasta

250 g di farina 00

200 g di uova intere, sale

Per la salsa

500 g di cozze pulite

500 g vongole spurgate

150 g di calamari puliti

100 g di vino bianco secco

100 gr di panna fresca

60 g parmigiano grattugiato

2 piccoli spicchi d'aglio

1 uovo intero

1 pz tuorlo

prezzemolo tritato

olio extravergine d'oliva

Preparazione

Impastate la farina con le uova, un pizzico di sale e 50-60 g di acqua, aggiungendola poco alla volta. Formare un panetto, avvolgerlo nella carta da forno e metterlo in frigo a riposare per circa 30 minuti. Stendere la pasta ad uno spessore di 2 mm e ritagliare i tagliolini. Raccogliete le cozze e le vongole in una padella capiente con a irrorate con l'olio e gli spicchi d'aglio con la buccia, fate rosolare a fuoco vivace per 1 minuto, bagnate con il vino, aggiungete 1 cucchiaio di prezzemolo e coprite; quando i gusci sono aperti, spegni. Sgusciatele tutte tranne 4-5 cozze e 4-5 vongole che userete per decorare; filtrare il liquido di cottura. Sbattete l'uovo e il tuorlo con il liquido filtrato, la panna e il parmigiano. Rosolare le cozze in padella, velate con olio nuovo, e i calamari a tocchetti per 1 minuto, quindi aggiungere le cozze e le vongole sgusciate. Lessate i tagliolini per 1-2 minuti, scolateli nella padella con le cozze e aggiungete l'uovo sbattuto con il parmigiano; mescolare velocemente, distribuire nei piatti, completare con i molluschi tenuti da parte, un po' di prezzemolo e un filo d'olio a crudo e servire subito.

SPAGHETTI CON AGLIO, OLIO E PEPERONCINO

Tempo 20 min

ingredienti

Porzioni per 4 persone

350 grammi di spaghetti

3 peperoncini freschi

3 spicchi d'aglio

mezza cipolla

prezzemolo

olio extravergine d'oliva

aceto

sale

Preparazione

Per la ricetta degli spaghetti aglio, olio e peperoncino tritate l'aglio fresco. Mondate i peperoni e fateli stufare, coperti, con la cipolla tagliata a fettine e 30 g di aceto per 10 minuti. Frullate il tutto, ricavate una salsa, passatela al setaccio e fatela cuocere per 2 minuti per farla restringere. Rosolare l'aglio tritato in una padella con qualche cucchiaio di olio. Cuocete gli spaghetti in acqua bollente salata, scolateli e saltarli in padella con l'aglio. Serviteli completamente per ultimi con il prezzemolo tritato e l'aglio tagliato a pezzetti e la salsa chili.

SEDANINI ALLA CRUDAIOLA

Tempo 15 min

ingredienti

4 porzioni

300 g pasta tipo sedanini

8 fiori di zucca

2 zucchine

2 pomodori sodi

prezzemolo, basilico, erba cipollina

sale e pepe

olio extravergine d'oliva

Preparazione

Per la ricetta dei sedanini alla crudaiola, mettete sul fuoco una pentola con l'acqua per la pasta.

Salatela e, quando bolle, aggiungete il sedano. Nel frattempo preparate le verdure: tagliate le zucchine in quarti, nel senso della lunghezza, ed eliminate la parte centrale con i semi. Infine tagliateli a bastoncini, in diagonale. Metterli in una ciotola con un po' di sale per 5 minuti. Tagliare i pomodori in quattro spicchi, privarli dei semi e tagliarli anche a bastoncini. Tamponate le zucchine con carta da cucina, privatele dell'acqua e mescolate ai pomodori. Pulite i fiori di zucca, privateli del pistillo, sciacquateli e spezzettati nella ciotola unendoli alle zucchine e ai pomodori. Tritate un ciuffo di prezzemolo e qualche erba cipollina e condite le verdure con il trito, 4-5 cucchiai di olio e un po' di pepe. Scolate la pasta e versatela nella ciotola delle verdure. Mescolare e completare con due foglie di basilico.

INSALATA DI GRANO SARACENO, FAGIOLI CANNELLINI E ZUCCHINE

Tempo 45 min

ingredienti

4 porzioni

300 g di fagioli cannellini lessati

250 g di zucchine trombetta

150 gr di grano saraceno

scalogno, alloro

prezzemolo, limone

Vino bianco secco

brodo vegetale

olio extravergine d'oliva

sale e pepe

Preparazione

Fate appassire mezzo scalogno in 2 cucchiai d'olio, poi aggiungete i fagioli cannellini; insaporitore per 2-3 minuti, quindi bagnare con un bicchiere abbondante di vino bianco, farlo evaporare, salare e aggiungere una foglia di alloro; dopo 15 minuti, aggiungere mezzo litro di brodo vegetale e continuare la cottura per 10-15 minuti. Frullare 100 g di fagioli cannellini con un cucchiaio di olio, fino ad ottenere una crema vellutata. Tenete da parte gli altri fagioli cannellini. Cuocere il grano saraceno in abbondante brodo vegetale bollente per 17-18 minuti. Scolaro.

Fatela rosolare in padella con un filo d'olio fino a farla diventare croccante. Pulite le zucchine Trombetta, tagliatele in quattro nel senso della lunghezza e poi tagliatele a losanghe. Cuocili in una padella antiaderente con un filo d'olio e un ciuffo di prezzemolo tritato per 3-4 minuti. Mescolare in una ciotola la crema di fagioli cannellini con il grano saraceno, poi unire le zucchine, i restanti fagioli cannellini e completare con scorza di limone grattugiata, qualche fogliolina di prezzemolo e pepe.

TESTAROLI AL

PESTO PER TUTTI

Tempo 2 ore

ingredienti

4 porzioni

180 g di farina 00

80 g di farina di grano saraceno

80 g di farina di riso, 60 g di pinoli

60 g di basilico verde a foglia

40 g di amido di riso

30 g di noci macadamia

uno spicchio d'aglio

formaggio grattugiato, basilico rosso

sale e pepe

olio extravergine d'oliva

Preparazione

Tostare in una padella le noci macadamia tritate grossolanamente e in un'altra padella i pinoli. Frullare il basilico verde, lo spicchio d'aglio sbucciato e tritato, 30 g di pinoli tostati, 80 g di olio e un cucchiaio di formaggio grattugiato. Condire con sale e pepe. Per i Testaroli Impastare con una frusta la farina 00 con 350 g di acqua e un pizzico di sale, fino ad ottenere un composto fluido ed omogeneo. Lasciar riposare coperto per un'ora. Ungere bene una padella di ghisa (diametro 24 cm), scaldate e, poi distribuite un paio di mestoli di composto. Fatela cuocere per 3 minuti, poi giratela dalla parte opposta con l'aiuto di una spatola e proseguite la cottura per un altro minuto. Ripetere l'operazione fino ad esaurimento del composto.

PASTA ALLA NORMA

Tempo 50 min

ingredienti

4 porzioni

1 kg di pomodori

400 gr di melanzane

350 g di pasta corta tipo sedano

150 g di ricotta salata

basilico

mezza cipolla

olio extravergine d'oliva

olio di arachidi, sale

Preparazione

Per la ricetta della pasta alla Norma, tritate grossolanamente la cipolla e fatela appassire in una casseruola con

3 cucchiai di olio extravergine di oliva.
Tagliare i pomodori a pezzi grossi.
Preparare un mazzetto aromatico con una
decina di foglie di basilico. Aggiungete nella
casseruola il mazzetto di basilico e, dopo un
minuto, anche i pomodorini, salate e fate
cuocere per 25 minuti. Togliere il basilico per
un paio di minuti prima di spegnere la
fiamma. Passare la salsa di pomodoro con un
passaverdure. Lavate le melanzane e
tagliatele a fette spesse 3-4 mm; friggetele in
abbondante olio di arachidi ben caldo per 1-
2 minuti. Cuocere il sedano in abbondante
acqua bollente salata. Conditele con la salsa
di pomodoro e un filo di olio extravergine di
oliva, distribuitele nei piatti e completatele
con le melanzane fritte, qualche foglia di
basilico e una generosa grattugiata di ricotta
salata.

INSALATA DI ANELLINI, MOLLUSCHI, CETRIOLI E MANGO

Tempo 1h 10min + 3h riposo

ingredienti

4 persone

350 g di cozze

300 g vongole

250 g di pasta tipo anellini

200 g di seppie pulite di media grandezza

150 g di cetriolo

100 grammi di mango

1 pomodoro non troppo maturo

scalogno, prezzemolo

vino bianco, aglio

pepe, basilico

limone, sale

olio extravergine d'oliva

Preparazione

Per la ricetta dell'insalata di cannellini, molluschi, cetrioli e mango, mettete a bagno le vongole in acqua fredda salata per almeno 2 ore, cambiando l'acqua tre volte; sbattete leggermente per eliminare le vongole rovinate. Sbucciare il cetriolo, togliere i semi e tagliarlo a cubetti di 5 mm; salatele e fatele riposare per 30 minuti, poi togliete l'acqua strizzando e asciugatele con carta da cucina. Raccogliete le cozze in una casseruola con 2-3 cucchiai d'acqua, 2-3 cucchiai di vino, un ciuffo di prezzemolo e 1 spicchio d'aglio leggermente schiacciato.

Coprire e portare al fuoco; una volta aperti i gusci, spegnere e lasciar raffreddare con il coperchio, quindi togliere i gusci. Tenete i frutti immersi nell'acqua di cottura filtrata, in modo che non si secchino. Ripetere la stessa procedura per aprire le vongole. Mettere le seppie intere in una casseruola con acqua fredda, 1 fetta di limone, un ciuffo di prezzemolo e 1 fetta di scalogno; cuocere per 5 minuti dal bollore, spegnere e lasciar raffreddare nell'acqua di cottura. Tagliare le seppie a pezzetti. Tagliate a cubetti il pomodoro e il mango. Mescolare il mango, i pomodori, il cetriolo,

seppie, cozze e vongole sgusciate e condire
con qualche cucchiaio dell'acqua di cottura
delle vongole precedentemente filtrata.
Coprite con la pellicola e lasciate marinare
per 1 ora in frigo; infine aggiustate di sale.
Lessate gli anelletti in acqua bollente salata
per 7 minuti; toglietele dal fuoco e lasciatele
nell'acqua per altri 5 minuti; scolateli,
conditeli con un paio di cucchiai d'olio,
stendeteli su un vassoio e fateli raffreddare.
Salatele e unitele agli altri ingredienti,
condite con pepe e olio; profumato con foglie
di basilico spezzettate e scorza di limone
tritata finemente.

PARMIGIANA DI BACCALÀ

Tempo 50 min

ingredienti

4 persone

2 kg di melanzane viola

650 g merluzzo dissalato

200 g Provola

150 g di olive snocciolate

3 lattine di pomodorini

20 g di capperi salati dissalati

Parmigiano grattugiato

Olio di arachidi

farina 00, aglio, sale

olio extravergine d'oliva

Preparazione

Per la ricetta del baccalà alla parmigiana, preparate il sugo: in una padella fate rosolare 1 spicchio d'aglio in un velo di olio extravergine di oliva, quindi versate le olive, i capperi ei pomodorini; salare e cuocere per una decina di minuti. Tagliare le melanzane a fette nel senso della lunghezza. Immergete in una ciotola con acqua fredda e ghiaccio per 10 minuti: l'acqua ghiacciata darà compattezza alle melanzane permettendo loro di essere tagliate più facilmente dopo la cottura senza sfilacciarsi. Infarinate le melanzane senza farle seccare e friggetele in olio di arachidi bollente; quando saranno dorate disponetele su carta da cucina. Sbollentare il baccalà in acqua bollente non salata per

3-4 minuti, scolarla e, appena possibile, sfaldarsi; fatelo poco prima di fare la parmigiana per evitare che i pezzi di merluzzo si secchino. Assemblare la parmigiana alternando gli strati: sul fondo uno strato di sugo, poi le melanzane, seguite dai pezzi di baccalà e la provola grattugiata a grosse scaglie; ricoprire con uno strato di sugo e melanzane; ripetere il procedimento fino ad esaurimento degli ingredienti. Infine aggiungete una spolverata di parmigiano grattugiato. Cuocere in forno preriscaldato a 180°C per circa 20 minuti.

SPAGHETTI FREDDI AROMATICI

Tempo 20 min

ingredienti

4 porzioni

500 g di spaghetti

200 grammi di mozzarella

150 g di olive snocciolate

50 g di filetti di acciughe sott'olio

8 ravanelli

finocchio, basilico

olio extravergine d'oliva

limone, sale

Preparazione

Per la ricetta degli spaghetti freddi aromatiche, tritate un mazzetto di finocchio e un ciuffo di basilico e mescolateli con 150 g di olio, la scorza grattugiata di 1 limone e il succo di mezzo frutto, i filetti di acciuga spezzettati e un pizzico di sale . se necessario. Sbucciare i ravanelli e tagliarli a fettine molto sottili; metteteli a bagno in acqua molto fredda per renderli croccanti. Tagliate la mozzarella a cubetti. Lessate gli spaghetti per 7-8 minuti (devono rimanere al dente) e raffreddateli subito in acqua fredda. Scolateli e conditeli con l'olio aromatico, i ravanelli, la mozzarella e le olive; completo di ciuffi di finocchio.

RIGATONI AI CINQUE POMODORI

Tempo 1h

ingredienti

4 porzioni

350 g rigatoni

200 g Pomodoro San Marzano

180 g di pomodorini

180 g di pomodorini datterini

80 g di pomodoro verde

50 g di pomodorini gialli

30 g di carote

30 g di cipolla

30 grammi di sedano

1 spicchio d'aglio

concentrato di pomodoro, timo, basilico

olio extravergine di oliva, sale grosso

Preparazione

Per la ricetta dei rigatoni ai cinque pomodori, fate appassire i pomodorini: sbollentati in acqua bollente salata per 45 secondi, scolateli in una ciotola con acqua e ghiaccio e pelatelli, tenendo da parte la buccia. Cuocili poi in padella a fuoco basso con un filo di olio extravergine di oliva, un rametto di timo e 1/2 cucchiaino di zucchero di canna, per circa 40 minuti. Disponete i datterini in una teglia con le bucce dei pomodorini e fateli appassire in forno a 140°C per circa 40 minuti. Nel frattempo preparate la passata di pomodoro: tagliate a dadini l'aglio, il sedano, la carota e la cipolla e fateli rosolare in padella con un filo di olio extravergine di oliva.

olio extravergine di oliva per 3 minuti a fuoco moderato. Aggiungere 2 cucchiaini di concentrato di pomodoro, un pizzico di sale grosso e 1 cucchiaino di zucchero di canna. Aggiungere i pomodori San Marzano tagliati a pezzi grossolani e farli cuocere a fuoco basso, con il coperchio, per una ventina di minuti; se occorre aggiungere un mestolo di acqua bollente. Infine passate al passaverdure. Far restringere il sugo in una casseruola per una decina di minuti aggiungendo un paio di foglie di basilico. Lessate i rigatoni in abbondante acqua salata, scolateli al dente direttamente nella casseruola con la passata di pomodoro e terminate la cottura saltando per qualche minuto. Tagliate in 4 cubetti il pomodoro verde e i pomodorini gialli e uniteli alla pasta con i pomodorini e i datterini secchi e le bucce. Completate con basilico e un filo d'olio.

SPAGHETTI ALLO SCOGLIO

Tempo 1h 30min

ingredienti

4 porzioni

320 grammi di spaghetti

4 gamberi, 4 scampi

2 calamari, 200 g di vongole

200 g di cozze

uno spicchio d'aglio

un bicchiere di vino bianco

qualche cucchiaio di passata di pomodoro

prezzemolo tritato

olio extravergine d'oliva

sale, pepe fresco

Preparazione

Per gli spaghetti, ricetta allo scoglio, pulite i gamberi e gli scampi, eliminate il budello e tenete le teste. Rosolare le teste tagliate a metà in poco olio, bagnare con metà del vino e coprire con acqua fredda; lasciare cuocere per almeno un'ora. Filtrare e conservare il brodo di molluschi. Tritate l'aglio, fatelo imbiondire in poco olio, aggiungete le vongole e le cozze e lasciate aprire bagnando con il resto del vino. Conservare il liquido di cottura e far rosolare velocemente i gamberi, gli scampi ei calamari ben puliti e tagliati a pezzetti. Aggiungere la passata di pomodoro, il fondo di cottura delle vongole e delle cozze, un po' di brodo di crostacei e far cuocere per qualche minuto. Cuocete la pasta in abbondante acqua salata, scolatela e terminate la cottura nel sugo, aggiungete il peperoncino fresco tritato, il prezzemolo, le vongole e le cozze. Mantecate con poco olio e servite.

RISOTTO E PISELLI, SCAMPI E LIMONE

Tempo 45 minuti

ingredienti

4 porzioni

400 g di piselli freschi in baccello

350 gr di riso Carnaroli

12 pezzi di scampi

1 pezzo di gambo di sedano

1 carota

1 scalogno, 1 limone

vino bianco secco, timo

olio extravergine d'oliva

sale grosso

Preparazione

Per la ricetta del risotto e piselli, scampi e limone, sgusciate i piselli raccogliendoli poco per volta in una ciotola di acqua fredda; tenere da parte i baccelli. Sgusciare i gamberi: togliere le teste; quindi, tenendo le code tra le dita, con le forbici praticate un lungo taglio al centro tra le zampe. Girare la coda e tagliarla anche sul dorso allo stesso modo. Allargate infine il carapace e togliete la coda tirandola delicatamente, conservando le teste e le conchiglie. Preparare il brodo: tagliare a metà il sedano, la carota e 1/2 scalogno; fateli rosolare in un tegame capiente in un velo di olio extravergine di oliva; dopo 5 minuti aggiungere i baccelli e friggerli per 5 minuti;

quindi aggiungere 1 litro d'acqua ei gusci degli scampi; fate cuocere a fuoco molto moderato per 20 minuti, facendo attenzione che non raggiunga mai il bollore. Rimuovere i gusci; frullate grossolanamente il brodo e le verdure e infine filtrate il brodo con un colino. Tostare il riso in una casseruola con un filo d'olio per un paio di minuti, aggiungere 1/2 scalogno tritato e sfumare con 1/2 bicchiere di vino bianco; quando il vino sarà evaporato, cuocere il riso per 12-13 minuti, bagnandolo di tanto in tanto con un mestolo di brodo; poi aggiungete i piselli e un pizzico di sale grosso e terminate la cottura in altri 3-4 minuti. Alla fine aggiungete qualche fogliolina di timo, e il succo ottenuto schiacciando le teste degli scampi direttamente nel risotto. Completare con le code di scampi, a dadini o intere, la scorza di limone grattugiata e servire.

ORECCHIETTE AL POMODORO

Tempo 45 minuti

ingredienti

6 porzioni

1 kg di pomodori maturi

400 g di semola rimacinata

semola di grano

1 spicchio d'aglio

sale, ricotta dura, basilico

olio extravergine d'oliva

Preparazione

Incidere i pomodori con un taglio a croce; sbollentatele in acqua per 30 secondi, scolatele, sbucciatele e tagliatele a pezzetti, eliminando i semi. Fateli cuocere in padella con 3 cucchiai di olio e lo spicchio d'aglio con la buccia per 15-20 minuti; eliminare l'aglio e il sale.

Per le orecchiette Impastate la semola con
circa 220 g di acqua tiepida salata, fino ad
ottenere un impasto dalla consistenza simile
a quella del pane: l'esatta quantità di acqua
da impastare dipende dalla qualità della
semola. Dividere l'impasto in panetti (ø circa
cm) e dividerli in pezzi lunghi 1 cm.
Trascinare ogni pezzo sul piano di lavoro
ben infarinato (l'ideale è usare una
spianatoia di legno) con un dito o un coltello
dalla punta arrotondata, quindi capovolgerlo
dando la classica forma delle orecchiette.
Cuocere le orecchiette in abbondante acqua
salata; scolateli quando vengono a galla e
conditeli con la salsa di pomodoro.
Completate con abbondante ricotta
grattugiata, foglie di basilico e servite.

CREMA DI PISELLI CON POMODORINI E SALSA DI LAMPONI

Tempo 1h

ingredienti

4 persone

1,3 kg di piselli freschi

500 g di patate

200 g di pomodorini datterini

125 g di lamponi

10 g di zucchero di canna, mezza cipolla

olio extravergine d'oliva

sale e pepe

Preparazione

Tagliate i datteri a pezzetti e raccoglierli in una casseruola con un filo d'olio. Aggiungere 100 g di lamponi e lo zucchero di canna.

Salate e pepate e fate cuocere per 10-12 minuti. Frullate il tutto con il frullatore ad immersione e filtrare fino ad ottenere una salsa liscia. Sgusciare 1 kg di piselli. Sbucciare le patate e tagliarle a fette. Tritate la cipolla e fatela appassire in una casseruola con un filo d'olio per 3-4 minuti. Unite le patate e copritele con acqua, sale e pepe; cuocere per circa 20 minuti. Aggiungere i piselli sgusciati e cuocere per altri 3-4 minuti. Frullare i baccelli con tutta l'acqua necessaria per fare un frullato. Passarlo al setaccio per ottenere 200 g di succo. Aggiungilo alla casseruola e mescolare per 1-2 minuti. Frullare il tutto con il mixer ad immersione in una crema non troppo liscia. Servitela con la salsa, completando con qualche lampone e i rimanenti piselli crudi e sgusciati.

RISOTTO CON ALETTE DI POLLO E BURRO DI CAROTE

Tempo 1h 10min

+ 30 minuti di riposo

ingredienti

4 persone

Per Il Burro Di Carote

200 g di carote

70 g di burro, sale

320 g di riso Carnaroli

4 ali di pollo

1/2 scalogno

grani di pepe nero

limone, rosmarino

maggiorana, prezzemolo

Vino bianco secco

Parmigiano grattugiato

Preparazione

Sbucciare le carote e tagliarle a fette.
Metterli in una casseruola con il burro, 200 g
di acqua e un pizzico di sale. Lasciateli
stufare per circa 20 minuti fino a quando
l'acqua sarà completamente evaporata.
Frullare le carote e stendere la crema
ottenuta in una teglia per farla raffreddare.
Poi raccoglierla in una ciotola e mettetela in
frigorifero per almeno 30 minuti. Ancora
meglio se preparate questo burro il giorno
prima. Sciacquare le ali e metterle in una
casseruola con 1,3 litri di

acqua, 200 g di vino bianco, 6-7 grani di
pepe, una scorza di limone, un rametto di
rosmarino, maggiorana e prezzemolo.
Portare a ebollizione e cuocere a fuoco medio
per circa 45 minuti. Togliere le pinne e
filtrare il brodo. Tritate lo scalogno e fatelo
appassire in una casseruola con una piccola
noce di burro. Tostare il riso, sfumarlo con
1/2 bicchiere di vino, poi bagnarlo con il
brodo di fin. Portare a cottura aggiungendo
il brodo poco alla volta, in circa 16 minuti.
Infine, mantecare con il burro di carote e 2
cucchiai di parmigiano grattugiato. Private
le ali della polpa, tritate la carne e servitela
con il risotto e le carote grattugiate a piacere.

PASTA MISTA E COZZE CON LIME E PEPERONCINO

Tempo 30 min

ingredienti

4 persone

2 kg di cozze pulite

320 g di pasta corta mista

100 gr di pecorino grattugiato

2 spicchi d'aglio, 1 lime

peperoncino

Vino bianco secco

olio extravergine d'oliva

sale e pepe

Preparazione

Per la ricetta della pasta mista e cozze al lime e peperoncino, pulite e sciacquate le cozze; raccoglietele in una padella con 3 cucchiai di olio, scaldate con l'aglio sbucciato e 1 peperoncino tritato. Bagnateli con una spruzzata di vino bianco, copriteli e fate cuocere per circa 5-6 minuti, fino a quando i gusci non si saranno aperti. Scolate le cozze e filtrate il loro sugo. Risciacquare la padella. Lessare la pasta in acqua bollente salata per 2 minuti in meno rispetto al tempo di cottura indicato. Nel frattempo sgusciate le cozze, lasciando una decina nel mezzo guscio, per decorare i piatti. Versate nella padella 2-3 mestoli di sugo di cozze e riportate a bollore. Aggiungere la pasta scolata e terminare la cottura, aggiungendo alla fine le cozze sgusciate. Mescolata con il pecorino e servite completando con le cozze a metà guscio, una macinata di pepe e la scorza grattugiata del lime.

RISOTTO E GAMBERONI
CON SALSA DI PEPERONI

Tempo 1h

ingredienti

4 porzioni

350 g Riso Vialone nano

12 gamberi

4 peperoni rossi

uno scalogno

nocciole tostate

capperi sottaceto

olio extra vergine di oliva, sale

Preparazione

Disponete i peperoni su una teglia foderata con carta da forno e cuoceteli a 240°C per 25-30 minuti; lasciarle raffreddare, sbucciarle e tagliarle

a filetti, eliminando i semi. Frullate nel sugo, tenendo da parte un paio di filetti che userete, spezzettati, come guarnizione del piatto. Mondate lo scalogno e tritalo. Scaldare il riso in una casseruola con un generoso pizzico di sale; quando sarà calda al tatto unire lo scalogno, mescolare, versare un mestolo di acqua calda e far cuocere per 8-10 minuti, aggiungendo altra acqua se serve (deve risultare asciutta alla fine). Stendete su una teglia e fatela raffreddare. Sgusciate i gamberi e scottarli in padella con un filo d'olio e un pizzico di sale per un minuto. Tritare grossolanamente una decina di nocciole e 2 cucchiai di capperi. Sgusciare il riso, unirlo alla salsa di peperoni, adagiarvi sopra i gamberi e guarnire con la granella di nocciole e capperi, i pezzetti di peperone e, a piacere, foglie di cappero sottaceto e maggiorana.

SPAGHETTI ALLA CHITARRA CON LE PALLOTTOLINE

Tempo 1h

ingredienti

4 porzioni

500 g di passata di pomodoro

300 g polpa di manzo macinata

200 g di farina 0

200 g di rimacinato

Farina di grano duro

60 g di formaggio grattugiato

40 gr di pangrattato

4 uova, zucchero, noce moscata

latte, aglio, cipolla bianca

olio extravergine d'oliva

sale e pepe

Preparazione

Mescolare le due farine, unirle alle uova e lasciare riposare il composto, coperto, per 30 minuti. Infarinate il piano di lavoro e stendete la pasta ottenendo una sfoglia di 2 mm di spessore. Stendete la pasta sulla chitarra e premetela bene contro le corde con l'aiuto di un mattarello, ottenendo così gli spaghetti. Stendete su un vassoio spolverando con un po' di farina di grano duro per evitare che si attacchino. In una casseruola soffriggere mezza cipolla tritata e uno spicchio d'aglio schiacciato con la buccia con 3 cucchiai d'olio per 2-3 minuti. Aggiungete la passata di pomodoro, un bicchiere d'acqua, il sale e un pizzico di zucchero e continuate la cottura per 25-30 minuti.

Ammollate il pangrattato in 5 cucchiai di latte, strizzarlo bene e aggiungetelo alla carne macinata e al formaggio grattugiato; aggiungere una generosa grattugiata di noce moscata, sale e pepe e mescolare bene. Formate delle palline della grandezza di olive e cuocete, poco alla volta, in una padella capiente con 4 cucchiai di olio ben caldo per 1-2, mescolando per farle arrostire uniformemente. Condire le palline con metà della salsa di pomodoro. Cuocete gli spaghetti alla chitarra in abbondante acqua bollente salata per 4-5 minuti; scolatele al dente e fatele insaporire in padella con la restante salsa di pomodoro. Disporre gli spaghetti nei piatti, guarnire con le palline e condire a piacere con pecorino grattugiato e pepe.

RISOTTO ALL'ABETE ROSSO

Tempo 40 min

ingredienti

4 persone

320 g di riso Carnaroli

300 g rametti di abete

rosso fresco (Picea abies)

100 gr parmigiano

50 g di burro fresco

20 g di succo di limone

olio extravergine d'oliva

sale

Preparazione

Per la ricetta del risotto all'abete rosso, portate a ebollizione 2 litri di acqua e immergetevi metà dei rametti di abete rosso, fateli bollire per 8-10 minuti, poi spegnete e lasciate in infusione per ottenere un brodo. Tritate il resto dei rametti ed estraete il succo con un estrattore. Sarà un po' difficile da estrarre a causa della parte più legnosa, ma ripassando più volte e aggiungendo circa 300 g di acqua, otterrete un succo liscio. In alternativa, frullare solo gli aghi con un frullatore a immersione aggiungendo 300 g di acqua e poi filtrare attraverso un setaccio fine foderato con una garza. Tenete da parte i residui, distribuiti su una placca rivestita di carta da forno e asciugateli nel

in forno per 4-5 ore a 45 °C o
nell'essiccatore: potete usarli per insaporire
una pizza o per preparare un sale aromatico.
Scaldate una casseruola con un filo d'olio,
versate il riso, e fatelo tostare con un pizzico
di sale per almeno 1-2 minuti: quando i
chicchi sono caldi è il momento di iniziare a
versare il brodo di abete, alternandolo un po'
alla volta con l'estratto (tenetene da parte un
paio di cucchiai per finire alla fine). Cuocere
il riso per 13-14 minuti mescolando
continuamente, quindi togliere dal fuoco e
mantecare con il burro, il parmigiano
grattugiato e qualche goccia di succo di
limone. Completare con qualche goccia di
estratto di abete rosso e servire subito.

IMBUTINI DI SEMOLA

CON RAGÙ

Tempo 55 min

ingredienti

4 persone

400 g rimacinato

semola di grano duro

300 g di passata di pomodoro

250 g di polpa di manzo macinata

150 g di vino bianco

100 g di prosciutto crudo tritato

50 g di olio di semi

2 gambi di sedano

2 carote, 2 cipolle

sale e pepe

Preparazione

Per la ricetta degli imbuti di semola al ragù impastare la semola con 400 g di acqua a temperatura ambiente per 10 minuti. Lasciare riposare per 20 minuti, quindi stendere la pasta con il mattarello o con la macchina per la pasta ad uno spessore di 2 mm. Con un coppapasta o un bicchierino (ø 4 cm) ricavare dei dischi. Prendeteli in mano e pizzicate i due estremità tra indice e pollice, lasciando un piccolo foro in modo da creare una sorta di piccolo imbuto. Lascia asciugare. Tritare finemente il sedano, le carote e le cipolle e farle soffriggere in olio vegetale, quindi aggiungere la carne macinata e il prosciutto.

Rosolate per qualche minuto, sfumate con il vino bianco e lasciatele asciugare.
Aggiungere la passata di pomodoro, 500 g di acqua e abbondante pepe. Appena il composto riprende il bollore, abbassare la fiamma e cuocere coperto, a fuoco basso, per 20 minuti. Salate solo a fine cottura: Cuocete gli imbuti in abbondante acqua salata, scolateli, conditeli con il ragù e serviteli ben caldi.

SPAGHETTI GAMBERI E COCCO

Tempo 10 min

ingredienti

4 porzioni

250 grammi di spaghetti

50 g di burro

30 g di cocco grattugiato

16 pezzi di gamberetti

olio extravergine d'oliva

erbe e fiori

sale

Preparazione

Per la ricetta degli spaghetti gamberi e cocco,
cuocete gli spaghetti per 5 minuti in acqua
bollente salata. Nel frattempo eliminate le
teste dei gamberi e schiacciatele in un colino,
recuperando il succo. Sgusciate le code e
conditele con un filo d'olio. Sciogliere il
burro in una padella ed emulsionarlo con un
mestolo di acqua di cottura della pasta.
Scolate gli spaghetti e saltarli in padella con
il burro. Disporli sui piatti e condirli con
succo di gamberi, gamberi crudi, cocco
grattugiato ed erbe aromatiche.

TIMBALLO DI MACCHERONI RIPIENI

Tempo 1h 20 min

Ingredienti, 4 persone

300 g di polpa di vitello macinata

250 g di maccheroni

30 gr di pecorino grattugiato

10 fette sottili di Emmental

3 uova, 1 cipolla

Parmigiano grattugiato

burro, alloro

concentrato di pomodoro, brodo vegetale

olio extravergine d'oliva, sale e pepe

Preparazione

Per la ricetta del timballo di maccheroni ripieni, preparate il ragù come nella padella tradizionale:

Rosolare la cipolla, unire la carne con sale e pepe, sfumare con il vino, quindi unire 1 cucchiaio di concentrato, il brodo e cuocere per 1 ora. Lessate i maccheroni, scolateli 2 minuti prima della fine della cottura e conditeli con 20 g di burro. Sbattere le uova con il pecorino, sale, pepe e 2 cucchiai di brodo. Tritate il ragù nel cutter per renderlo più fine, e mescolatelo con un terzo del composto di uova. Raccoglietelo in una tasca da pasticcere con un'apertura larga come un maccherone. Imburrate 2 stampini (ø 12 cm) e fate uno strato di fette di formaggio, quindi aggiungete 2 cucchiai di composto di uova. Disporre i maccheroni in verticale negli stampini, distribuire il restante composto di uova, quindi farcire i maccheroni con il ragù. Spolverizzate con il parmigiano e infornate a 190°C per 10-15 minuti.

BUCATINI CON RICOTTA, LIMONE E CAPPERI

Tempo 10 min

ingredienti

4 porzioni

350 g bucatini

250 g di ricotta fresca

50 g di grissini al sesamo

capperi sottaceto

citronella

olio extravergine d'oliva

Limone

sale e pepe

Preparazione

Per la ricetta dei bucatini con ricotta, limone e capperi, cuocere la pasta in acqua bollente salata. Sbriciolare metà della ricotta in una padella con 3 cucchiai di olio, pepe e 1 mestolo di acqua di cottura della pasta. Aggiungere 2 cucchiai di capperi sgocciolati e la scorza grattugiata di 1 limone. Spezzettare i grissini al sesamo. Scolate la pasta e fatela mantecare nella padella con la ricotta. Impiattare aggiungendo la restante ricotta, i grissini sbriciolati, altra scorza di limone grattugiata, un filo di olio a crudo e foglie di citronella.

MEZZE PENNE AL LIMONE, SENAPE E ACCIUGHE

Tempo 15 min

ingredienti

4 porzioni

350 g di mezze penne

50 g di burro

6 filetti di acciughe

2 cucchiaini di senape

un limone

un cucchiaio di capperi dissalati

sale e pepe

Preparazione

Per la ricetta delle mezze penne al limone, senape e acciughe, cuocere la pasta in acqua bollente salata. Nel frattempo preparate in una ciotola la senape, il burro, la scorza grattugiata di mezzo limone, 4 acciughe tritate e una macinata di pepe. Scolate la pasta, versatela nella ciotola e mescolate. Preparare i piatti e aggiungere le restanti acciughe tritate, i capperi e pezzetti di polpa di limone. Guarnire a piacere: noi abbiamo aggiunto delle foglie di aneto e un po' di peperoncino.

GNOCCHETTI ALLE ORTICHE CON E POMODORO

Tempo 1h

ingredienti

4 porzioni

500 g di farina 0

400 g di ortiche

350 g di passata di pomodoro

4 uova, salvia, basilico, sale e pepe

olio extravergine d'oliva

Preparazione

Per la ricetta degli gnocchi di ortica al pomodoro, cuocere la passata di pomodoro a fuoco lento con un paio di cucchiai di olio e un pizzico di sale. Spegnete dopo 18-20 minuti, aggiungete un ciuffo generoso di foglie di basilico e qualche salvia foglie, coprire e lasciare in infusione per 5 minuti. Per gli gnocchi sbucciate le ortiche, scottatele in acqua bollente salata per 1 minuto, scolatele e strizzatele bene: a seconda di quanto le spremere otterrete un impasto più o meno umido. Frullate con un frullatore ad immersione, quindi impastateli con la farina, le uova e un pizzico di sale, e otterrete un impasto morbido. Dividetelo in panetti di un paio di centimetri di diametro; tagliarli a pezzi di 2 cm di lato e formare gli gnocchi strofinando sui rebbi della forchetta. Distribuirli sul piano di lavoro infarinato. Lessate gli gnocchetti in abbondante acqua bollente salata per 10-12 minuti. Scolare e condire con passata di pomodoro e una macinata di pepe. Decorare a piacere con foglie di salvia.

RIGATONI CON PEPERONI, GAMBERI E NOCCIOLE

Tempo 1h

ingredienti

6 porzioni

Rigatoni giganti da 500 g

100 g di pecorino grattugiato

100 g di latte macchiato

50 g di nocciole tostate

12 code di gamberi

3 peperoni rossi grandi

olio extravergine d'oliva

mente, vendita

Preparazione

Disporre i peperoni su una teglia foderata con carta da forno e infornare a 250°C per circa 30 minuti. Sfornate E, fatele raffreddare, poi sbucciatele, privatele dei semi e frullate 2/3 con un po' di sale. Mantieni la crema calda. Per la crema di pecorino portare a ebollizione il latte, toglierlo dal fuoco, unire il pecorino e mescolare bene fino a quando non si sarà completamente sciolto; infine frullate fino ad ottenere una crema liscia. Tienilo al caldo. Sgusciate le code di gambero, privatele del budello e tagliatele a tocchetti. Tagliare il resto dei peperoni a quadratini. Per la pasta, lessate i rigatoni in acqua bollente salata, scolateli e conditeli con un filo d'olio, i quadratini di peperone ei tocchetti di gamberi. Distribuire le due creme nei piatti, disporre la pasta, mescolare delicatamente e aggiungere le nocciole tritate e le foglioline di menta.

RISOTTO AL PREZZEMOLO CON FIORI, DI ZUCCA COZZE E VONGOLE

Tempo 1h 50min

ingredienti

4 porzioni

300 gr di riso Carnaroli

300 g vongole

300 g di cozze pulite

150 g di prezzemolo

8 fiori di zucca

1 spicchio d'aglio

Vino bianco secco

limone, brodo vegetale

sale e pepe

olio extravergine d'oliva

Preparazione

Per la ricetta del risotto al prezzemolo con cozze e vongole, scolare le vongole in acqua salata per 1 ora, cambiando l'acqua dopo 30 minuti. Fate aprire le vongole e le cozze insieme in una casseruola con un filo d'olio, una macinata di pepe e 1 spicchio d'aglio. Filtrare il loro liquido di cottura in un colino fine foderato con carta da cucina. Sgusciare le cozze e le vongole, tenendo da parte alcuni dei gusci più belli per guarnire.

Pulite il prezzemolo, sbollentate le foglie in acqua salata per un paio di minuti, scolatele, strizzatele leggermente e frullate fino a ottenere una crema. Tostare il riso in una casseruola unta con un filo d'olio e un bel pizzico di sale per 1 minuto; Sfumare con mezzo bicchiere di vino e cuocere per 15-17 minuti, bagnandolo di tanto in tanto con 1 mestolo di brodo vegetale e, infine, con 1 mestolo di liquido di conchiglia. Mantecare il risotto con 3 cucchiai d'olio e la crema di prezzemolo; aggiungere 4 fiori di zucca tagliati a listarelle. Distribuire il riso nei piatti, completare con tutte le cozze e le vongole, i restanti petali di fiori di zucca e la scorza di limone grattugiata.

PENNE CON ASPARAGI,

BURRO E MANDORLE

Tempo 30 min

ingredienti

4 porzioni

850 g di asparagi

350 g di mezze penne rigate

70 g di mandorle a lamelle

30 g di burro

maggiorana, sale

Preparazione

Per la ricetta delle penne asparagi, burro e mandorle, pulite gli asparagi eliminando la scorza fibrosa con un pelapatate. Scolateli per 4-5 minuti in acqua bollente.

Raffreddare in acqua e ghiaccio, quindi tagliare i gambi a tocchetti, mantenendo integre le punte. Sciogli il burro in una padella capiente; unire le mandorle, farle saltare per 30 secondi, poi unire gli involtini di asparagi e la maggiorana tritata. Lessare le penne, scolarle al dente e unirle nella padella con il sugo. Saltare il tutto per 1-2 minuti, aggiungendo, se necessario, qualche cucchiaio di acqua di cottura. Infine, aggiungi i suggerimenti. Servire la pasta ben calda, completando a piacere con parmigiano grattugiato.

CARBONARA» DI SEPPIE, ASPARAGI E SPECK

Tempo 40 min

ingredienti

4 persone

800 g di asparagi bianchi

200 g di seppie pulite

8 fette di speck

2 tuorli

peperoncino, limone

brodo vegetale

olio extravergine d'oliva

olio di semi, aneto, sale

Preparazione

Preparare una maionese piccante: montare i 2 tuorli aggiungendo lentamente 150 g di olio extravergine di oliva, alternati a 150 g di olio di semi. Trasferite la maionese in una ciotola, aggiungete 20 ml di brodo vegetale, una spruzzata di succo di limone e un pizzico di peperoncino tritato, mescolate bene e aggiustate di sale. Scaldare una padella con abbondante olio di semi e friggere le fette di speck tagliate a metà fino a renderle croccanti. Scolatele su carta da cucina e riducete metà in briciole, strofinandole su un foglio di carta da cucina, in modo da togliere bene l'unto; tenere da parte gli altri 8 pezzi per la guarnizione finale. Rosolare le seppie in olio extravergine di oliva a fuoco vivace con un pizzico di peperoncino per 1 minuto;

aggiungere una spruzzata di succo di limone
e un pizzico di sale e spegnere. Lasciateli
raffreddare e tagliateli a listarelle sottili.
Mondate gli asparagi, privateli della parte
finale del gambo e affettati prima sottilmente
nel senso della lunghezza con una mandolina
o un pelapatate e poi a listarelle verticali,
rendendoli simili a spaghetti. Lessarli in
acqua bollente salata per 3 minuti. Scolatele
su carta assorbente. Mescolare le seppie e gli
asparagi e condirli con la maionese, tenendo
da parte qualche cucchiaio; aggiustare di
sale se necessario. Distribuire la «carbonara»
nei piatti, completare con le briciole di speck,
le foglie di aneto e la restante maionese;
guarnire ogni piatto con fettine di speck e
portare in tavola e servire.

FETTUCCINE E SCAMPI SU CREMA DI ASPARAGI

Durata 50 min

ingredienti

4 porzioni

400 g di fettuccine fresche

200 g di cetrioli

200 g di piselli freschi sgusciati

120 g di spinaci novelli

12 scampi

11 asparagi verdi

1 pz lime, brodo vegetale

olio extravergine d'oliva

vendita, pepe

Preparazione

Per la ricetta delle fettuccine e scampi su crema di asparagi, sbucciare i cetrioli, tenere da parte la buccia e tagliarli a tocchetti. Marina Teli con 2 cucchiai di olio, un pizzico di sale, una macinata di pepe e il succo di 1/2 lime per 30 minuti. Sbollentare per pochi secondi le bucce dei cetrioli in acqua bollente salata; scolateli e, nella stessa acqua, sbollentate i piselli per 2-3 minuti. Pulire gli asparagi e cuocere 3 con 1 bicchiere di brodo per 5 minuti; aggiustate di sale e frullate, ottenendo una crema. Tagliare gli asparagi rimanenti nel senso della lunghezza in bastoncini sottili. Sgusciate gli scampi, privateli del budellino scuro e fateli rosolare in una padella unta con un filo d'olio, per 30 secondi; salare e pepare e liberare la padella. Lessare le fettuccine in abbondante acqua salata fino a quando non vengono a galla. Nel frattempo, nella stessa padella degli scampi, cuocere gli spinaci, i bastoncini di asparagi e le bucce di cetriolo con il succo di 1/2 lime, 2 cucchiai di acqua di cottura delle fettuccine, un pizzico di sale e una macinata di pepe per 2-3 minuti. Condire le fettuccine con la crema di asparagi, e distribuire nei piatti, completare con gli scampi, tutte le verdure, i piselli, i pezzetti di cetriolo marinato e la scorza di lime grattugiata.

RICETTE
SECONDI PIATTI

SPEZZATINO DI PESCE E CREMA DI ZUCCHINE ALLA SCAPECE

Tempo 1h 30min

ingredienti

4 persone

La crema di zucchine

250 g di brodo di pollo

5 zucchine

1/2 scalogno

patate, menta

aceto di vino bianco

olio extravergine d'oliva

sale e pepe, lo stufato

100 g di filetti di triglia

100 g di filetto di tonno

100 g di filetto di branzino, 4 capesante, 4 gamberi

4 scampi, 4 vongole, 4 cozze

1 spicchio d'aglio, prezzemolo, sale

olio extravergine d'oliva

Preparazione

Sbucciare le zucchine, eliminare la parte con i semi e tagliarle a tocchetti. In una casseruola soffriggere lo scalogno tritato e un pezzo di patata tagliata finemente, unire le zucchine e lasciarle insaporire. Bagnarli con una spruzzata di aceto, quindi aggiungi il brodo di pollo caldo. Insaporire con foglie di pochi minuti e cuocere per 20 minuti. Frullate il tutto, aggiustando di sale e pepe e aggiungendo a filo 2-3 cucchiai di olio (per una salsa più verde, sbucciare le zucchine e sbollentare le bucce in acqua bollente salata; procedete con la ricetta, tagliando a cubetti le zucchine sbucciate. Quando è il momento di frullare per ottenere la salsa, aggiungete le bucce sbollentate (se la volete molto vellutata, passatela al setaccio). Mettete in una casseruola l'aglio sbucciato con un filo d'olio e un po' di prezzemolo. Quando l'olio è caldo, aggiungere le cozze e coprire. Bagnate con un goccio d'acqua e coprite nuovamente. Togliere le cozze dalla pentola non appena si aprono. Ripetere l'operazione con le vongole. Pulite tutti i pesci e tagliateli a pezzetti. Gamberi sgusciati, scampi e capesante. Irrorateli con un filo d'olio e scolateli per 3-4 minuti in una padella ben calda, cosparsa di un pizzico di sale. Servire pesce, molluschi e crostacei sul.

**POLPETTONE DI PESCE
CON BROCCOLI,
ERBE AROMATICHE**

Tempo 1h

ingredienti

6-8 persone

580 g di filetto di merluzzo pulito

120 g di broccoli a ciuffi

4 albumi d'uovo

bacche di coriandolo, Pepe verde

aneto, erba cipollina, sale

Preparazione

Per la ricetta del polpettone di pesce con broccoli ed erbe aromatiche, sbollentate i ciuffetti di broccoli in acqua bollente salata per 1 minuto e scolateli.

Pulite il baccalà da eventuali residui di lische, tagliatelo a pezzetti e aggiungete gli albumi e un pizzico di sale. Frullare il tutto fino ad ottenere una massa leggermente appiccicosa. Profumato con coriandolo macinato e pepe verde. Unite al composto i ciuffetti di broccoli, dopo averli tamponati con carta da cucina, per farli asciugare un po'. Inoltre, aggiungi un rametto di aneto tritato insieme a qualche erba cipollina. Stendere il composto su uno strato di fogli sovrapposti di carta stagnola adatta alla cottura. Arrotolatelo con l'aiuto della pellicola, fino ad ottenere un salsicciotto. Chiudetela alle estremità con dello spago da cucina e cuocete a vapore il polpettone per 45 minuti. Accompagnata a piacere con una polenta morbida, che potete preparare cuocendo 50 g di farina di polenta gialla in 500 g di brodo di pesce bollente. Quindi impastare con burro, sale e pepe e coriandolo, gli stessi aromi usati per il polpettone.

COTOLETTA DI PESCE PERSICO E TAPIOCA

Tempo 40 min

ingredienti

6 persone porzioni

6 filetti di pesce persico

300 grammi di pomodori

120 g perle di tapioca

Farina di mais

albume

concentrato di pomodoro

sale al basilico

Olio di arachidi

Preparazione

Per la ricetta della cotoletta di pesce persico e tapioca, tagliate i pomodorini a pezzetti e frullateli. Raccogliete la polpa in un colino foderato con un canovaccio, adagiata su un recipiente, e fatela sgocciolare fino ad ottenere 100 g di acqua di pomodoro. Cuocere la tapioca in 300 g di acqua bollente salata. Quando le perle di tapioca cominciano a gonfiarsi e diventano leggermente trasparenti, aggiungere l'acqua di pomodoro e cuocere per 15-20 minuti. Nel frattempo impanate i filetti di pesce, intingendo nella farina di mais, poi in 1 albume sbattuto e ancora nella farina di mais. Friggetele in olio di arachidi ben caldo per 2 minuti per lato. Mescolare la polpa di pomodoro passata con 1 cucchiaio di concentrato, ottenendo una salsa. Servire i filetti fritti nella zuppa di tapioca e completare con salsa di pomodoro e foglie di basilico fresco.

SFORMATINI CON PORCINI E PATATE

Tempo 1h

ingredienti

6 porzioni

6 patate gialle piccole

150 g di funghi porcini

30 g parmigiano

2 pezzi di scalogno, burro

alloro, maggiorana

saporito, saggio

rosmarino, vino rosso

concentrato di pomodoro

olio extravergine d'oliva

sale e pepe

Preparazione

Per la ricetta dello sformato di patate, sbucciate le patate e lavatele in una ciotola fino a quando l'acqua non risulterà limpida, per eliminare parte dell'amido. Tagliate le patate a fette regolari spesse 3-4 mm. Massaggiate con un filo d'olio, distribuite su una teglia rivestita di carta da forno e salatele leggermente. Pulite i funghi porcini, tagliateli a fettine regolari, distribuiti nella padella con le patate e conditeli con un filo d'olio. Infornare a 220°C per 15 minuti. Imburrate 6 stampini da muffin (ø 7 cm) e rivestite il fondo con 6 dischi di carta da forno, anch'essi da imburrare. Tritate finemente un rametto di maggiorana, santoreggia, e un rametto di rosmarino e mescolate il parmigiano grattugiato. Togliete dal forno le patate e i funghi porcini e componete ogni sformato distribuendo a uno strato di patate, uno di parmigiano alle erbe, e uno di porcini in ogni stampo, ripetere i tre strati e terminare con parmigiano e una noce di burro; infornare a 180-190 °C per una decina di minuti. Preparate la salsa: sbucciate lo scalogno, tagliatelo a metà e fatelo rosolare in una casseruola con una noce di burro, un ciuffo di salvia, un paio di foglie di alloro, un pizzico di sale e una macinata di pepe. Quando lo scalogno comincia a sfrigolare sfumare con 1 bicchiere di vino rosso e far sfumare; aggiungere 1 cucchiaino di concentrato di pomodoro e cuocere per 10 minuti; infine togliete le erbe aromatiche e frullate fino ad ottenere una salsa liscia ed omogenea. Servire gli sformatini con la salsa; accompagnate a piacere con funghi porcini saltati in padella con una noce di burro.

SALTIMBOCCA DI MAIALE CON CREMA DI MELANZANE

Tempo 1h

ingredienti

4 persone

600 g1 melanzana violetta

450 g 4 fette di maiale reale

120 gr di pangrattato

30 g di finocchi

prezzemolo, basilico

olio extravergine d'oliva

sale all'aglio

Preparazione

Per la ricetta dei saltimbocca di maiale con crema di melanzane, tritare il finocchietto tritando finemente anche i gambi. Scaldare 4 cucchiai di olio in una padella capiente con 1 spicchio d'aglio con la buccia; unire il finocchietto tritato, mescolare e far cuocere per 1 minuto, quindi togliere l'aglio, aggiustare di sale e unire il pangrattato. Lasciare insaporire sul fuoco per altri 30 secondi, quindi spegnere il fuoco e lasciar raffreddare. Battere le fette di carne, riducendole allo spessore di 3-4 mm; distribuite su metà di ogni fetta 1 cucchiaio di pane al gusto di finocchio, poi chiudetele a portafoglio. Spalmate ancora un po' di pangrattato sulla superficie dei saltimbocca, chiudeteli con uno stuzzicadenti e conditeli con un filo d'olio. Cuocili su una griglia ben calda per 8-9 minuti, girali e prosegui la cottura per altri 5-6 minuti, regolando di sale. Tagliate a metà la melanzana, inciderla a losanga tagliatela, oliatela bene e fatela cuocere in una padella antiaderente ben calda a fuoco moderato, con coperchio, per 10-12 minuti, poi girate le due metà e proseguite la cottura per altri 10 minuti. fino a quando la polpa sarà morbida (controllare con la punta di un coltello). Spegnere e lasciare raffreddare con la padella coperta. Togliere la polpa alle metà delle melanzane e frullare la polpa con un frullatore ad immersione, aggiungendo l'acqua che avranno rilasciato nella pentola durante la cottura, 1 cucchiaio di prezzemolo tritato, qualche foglia di basilico spezzettata, un pizzico di sale, 1 spicchio d'aglio e 2 cucchiai di olio. Servite i saltimbocca, anche a temperatura ambiente, con la purea di melanzane, accompagnando a piacere con un'insalata di pomodorini, basilico e finocchietto.

SPEZZATINO DI POLLO, VITELLO, FUNGHI CHAMPIGNON

Tempo 1h

ingredienti

8 porzioni

400 g di petto di pollo

400 g di megatello o punta di vitello

250 g di funghi champignon

240 g di fagioli cannellini lessati

due gambi di sedano bianco

una cipolla, vino bianco

semi di cumino

polvere di cannella

semi di finocchio

finocchio fresco, pepe

Noce moscata in polvere

olio extravergine d'oliva

sale e pepe

Preparazione

Per la ricetta dello spezzatino di pollo, vitello e champignon, tagliare il petto di pollo e il vitello a cubetti di circa 2 cm. Mondate il sedano e la cipolla, tagliateli a dadini piccoli, e fateli rosolare per 6-7 minuti con un filo d'olio in un tegame capiente, che dovrà poi contenere tutto il resto. Mondate i funghi champignon, privateli dei gambi e dei residui terrosi, lavateli brevemente e affettati; unirli alla pentola con la cipolla e il sedano insieme ad un pizzico di sale e continuare la cottura per 10 minuti. Rosolare i cubetti di carne in padella con un filo d'olio e un pizzico di sale per circa 10 minuti:

per facilitare la doratura, raccogliere l'eventuale liquido rilasciato; versatela nella pentola con i funghi, per farli insaporire. Bagnate la carne con 1/2 bicchiere di vino e lasciate evaporare per 1 minuto. Trasferite il tutto nella pentola con i funghi, coprite con acqua, aggiungete un pizzico di tutte le spezie (dosando a piacere), sale e pepe, e fate cuocere dolcemente per altri 20 minuti, aggiungendo alla fine i fagioli cannellini scolati. Distribuire lo spezzatino nei piatti, completare con il finocchietto fresco tritato e le fettine di peperoncino, quindi servire.

SPIEDINI DI SPIGOLA E ZUCCHINE

Tempo 50 min

ingredienti

4 persone

600 g di filetti di branzino

350 g 1 zucchina grande

70 g di pane per tramezzini

limone, aglio

Pepe

peperoncino fresco

Grana Padano Dop

prezzemolo tritato

olio extravergine d'oliva

sale e pepe

Preparazione

Per la ricetta degli spiedini di branzino e zucchine, squamare i filetti di branzino, rifilarli dalla parte della pancia ed eliminare eventuali lische. Tagliare i filetti ricavando da ciascuno 4 losanghe e condirli con un filo d'olio. Frullare il pancarré, privato dei bordi, con 1 cucchiaino di scorza di limone grattugiata, 1 cucchiaio di parmigiano grattugiato, 1 cucchiaio di prezzemolo tritato, un pizzico di sale, una macinata di pepe e 1 cucchiaio di olio. Tagliare le zucchine in quattro spicchi nel senso della lunghezza ed eliminare i semi centrali; quindi tagliare ogni spicchio in 5 parti. Passare le losanghe di branzino nel pancarrè. Preparate gli spiedini alternando il pesce e le zucchine sullo stecco, in modo da avere 6 pezzi di branzino e 5 zucchine su ogni spiedino, ben pressati l'uno contro l'altro. Posto gli spiedini in un vassoio tenendoli vicini tra loro; Spalmate sopra ancora un po' di pangrattato, poi giratele e distribuite il restante pangrattato, pressando con le mani per farle aderire bene. Cuocete gli spiedini su una piastra ben calda per 3 minuti, girateli e continuate la cottura per altri 3 minuti. Preparare un condimento scaldate 2 cucchiai d'olio con 2-3 spicchi d'aglio; unire 1 cucchiaio di prezzemolo tritato, 1/2 cucchiaio di peperone a cubetti e qualche fetta di peperoncino, mescolare per insaporire, spegnere e lasciare raffreddare. Distribuire il condimento sugli spiedini e servire.

TRANCIO DI SALMONE E PANNA ACIDA ALLA SENAPE

Tempo 35 min

ingredienti

6 persone porzioni

600 g di filetto di salmone

200 grammi di panna

senape di grano

6 g di fette di pane casereccio

Maggiorana

cetriolo, limone

foglie di cappero

olio extravergine d'oliva

sale pepe rosa in grani

Preparazione

Per la ricetta del trancio di salmone e panna acida alla senape, ungere le fette di pane con un filo d'olio, salatele e fatele tostare in padella un paio di minuti per lato. Stendete un foglio di alluminio, adagiatevi sopra un foglio di carta da forno e infine disponete il trancio di salmone. Condire con il succo di 1/2 limone, pepe rosa, maggiorana e 5-6 foglie di cappero. Chiudete la carta stagnola e infornate a 200°C per circa 15 minuti. Montare la panna con una frusta a mano con un pizzico di sale, 1 cucchiaino di succo di limone e 1 cucchiaio di senape in grani. Servire il salmone con pane tostato, panna acida e fette di cetriolo.

POLPO IN INSALATA

Tempo 1h 30min

+ 30 minuti di marinatura

ingredienti

4 persone

600 g 1 polpo fresco

1 cipolla

1 gambo di sedano

1 carota, aceto

1 spicchio d'aglio

olio extravergine d'oliva

sale e pepe

pomodori ciliegini

Preparazione

Per la ricetta tradizionale dell'insalata di polpo, portare a ebollizione una pentola d'acqua con la cipolla intera, il sedano e la carota. Quando bolle tuffatevi il polpo togliendo subito dopo; ripetere l'operazione 3-4 volte, per arricciare i tentacoli; quindi immergerlo completamente e lasciarlo cuocere per 40 minuti. Spegnete e lasciate raffreddare il polpo nella sua acqua. Scolatela e tagliatela a pezzetti, conservando alcuni dei riccioli più belli. Conditela con 3 cucchiai di aceto e con lo spicchio d'aglio sbucciato, privato del torsolo e tritato. Lasciate marinare per 30 minuti. Alla fine conditela con olio, sale, pepe e prezzemolo tritato. Accompagnatelo, se vi piace, con dei pomodorini tagliati a spicchi.

RANA PESCATRICE BARDATA E UVA ROSSA

Tempo 1h 20min

ingredienti

6 persone porzioni

Trancio di rana pescatrice da 1,5 kg

200 grammi di pancetta

affumicato a fettine sottili

500 g di uva rossa

Vino bianco secco

Timo, burro

sale, pepe, salvia

Preparazione

Per la ricetta della rana pescatrice e uva rossa, diliscare il trancio di pesce praticando un'incisione lungo la lisca centrale, quindi toglierlo. Avvolgere la bistecca disossata nelle fette di guanciale, sovrapponendole leggermente; disporre la coda di rospo in una pirofila o pirofila, profumare con un ciuffo di salvia, sale e pepe e cuocere a 180 °C in forno ventilato per circa 30 minuti. Quindi lavate gli acini d'uva, aggiungeteli nella padella con 1/2 bicchiere di vino bianco e proseguite la cottura per altri dieci minuti. Se volete controllare ulteriormente la cottura, utilizzate un termometro a sonda per misurare la temperatura al cuore: deve aver raggiunto i 64°C. Trasferite la rana pescatrice in un piatto da portata, copritela con un foglio di alluminio e fatela riposare per qualche minuto. Portare sul fuoco la padella con il liquido di cottura e l'uva. Far restringere leggermente la salsa, aggiungere una noce di burro ed emulsionare. Servire i tranci di rana pescatrice con la salsa e completare con qualche fogliolina di salvia e un po' di timo.

CIPOLLE DI TRE COLORI CON CECI, PANE E FRUTTA SECCA

Tempo 1h 30min

ingredienti

4 persone

200 g di ceci lessati

60 g di pane integrale

30 g di pinoli

30 g di pistacchi

30 pomodori secchi sott'olio

2 cipolle rosse

2 cipolle di rame

2 cipolle bianche

olio extravergine d'oliva

sale, pepe, alloro

Preparazione

Per la ricetta delle cipolle tricolori con ceci, pane e frutta secca, lessate le cipolle con la buccia in acqua bollente salata per 20 minuti, poi scolatele. Tagliare i tappi e svuotare. Tritare tutta la polpa ottenuta e farla saltare in padella con 3-4 cucchiai di olio e il pane tagliato a dadini per un paio di minuti. Aggiungere anche i ceci scolati, 2 foglie di alloro, sale e pepe e cuocere per 3-4 minuti. Unite anche i pinoli e i pistacchi e cuocete per altri 2 minuti.

Spegnere e frullare il tutto nel cutter, scuotendolo, in modo da ottenere un ripieno grossolano. Aggiungere altri 2 cucchiai di olio e condire con sale e pepe. Farcite le cipolle con il ripieno, e inserite anche i pomodorini, alternando al ripieno. Ungere con un filo d'olio e infornate le cipolle insieme alle cappelle a 180°C per 30-40 minuti.

SCALOPPA DI TONNO E POMPELMO ROSA

Tempo 35 min

ingredienti

4 persone porzioni

4 tranci di tonno da 150 g

3 pompelmi rosa

olio extravergine d'oliva

sale

1 fetta di pane

pistacchi

semi di sesamo

Preparazione

Per la ricetta della scaloppina di tonno e pompelmo rosa, sbucciate 3 pompelmi rosa e privateli della pellicina bianca; tagliarli a rondelle. Arrostire 4 tranci di tonno da 150 g ciascuno in una padella antiaderente capiente, senza condimento, per circa 3 minuti per lato. Salare alla fine, togliere dalla padella e tenere in caldo. Versare il succo di un quarto di pompelmo nel liquido di cottura, salare e cuocere fino a quando non si sarà ridotto della metà. Spegnete il fuoco e aggiungete 4 cucchiai di olio e le fettine di pompelmo. Servire i tranci di tonno a fette con il pompelmo. Completare con pangrattato tostato insieme a pistacchi tritati e semi di sesamo. Decorare con cerfoglio fresco.

BOCCONCINI DI SALMONE NELLO SPECK CON ORTAGGI IN AGRODOLCI

Tempo 40 min + 1h di riposo

ingredienti

4 persone

600 g di zucchine trombetta

500 g di filetto di salmone fresco

200 g di pomodorini datterini

30 g di pinoli

16 fette di speck

1 cipollotto, zucchero

aceto di mele, sale

olio extravergine d'oliva

Preparazione

Per la ricetta dei bocconcini di salmone allo speck con verdure in agrodolce, mondate il cipollotto e tagliatelo a fettine. Lavare i datteri e tagliarli a metà. Lavate le zucchine, tagliatele a fettine e rosolate in padella a fuoco vivo con un filo d'olio per 6-8 minuti, insieme ai datterini, al cipollotto e ai pinoli. Cospargere con un paio di cucchiaini di zucchero e un buon pizzico di sale. Trasferite tutte le verdure ben arrostite in una teglia, irrorate con 2-3 cucchiai di aceto di mele, chiudete la teglia con la pellicola e lasciate riposare per un'ora. Togliere la pelle al salmone e tagliare il filetto in 16 bocconcini di circa 35 g; avvolgete in una fetta di speck e rosolate velocemente in padella da tutte le parti (ci vorranno almeno 8-10 minuti).

ROCCHETTI DI PESCE SPADA ALLA PAPRIKA E CREMA DI ZUCCHINE

Tempo 1h

ingredienti

4 persone

600 g 6 fettine sottili di pesce spada

200 gr di zucchine

150 gr di pecorino grattugiato

4 fette di pane

concentrato di pomodoro

paprika dolce

erba cipollina, timo, sale

olio extravergine d'oliva

Preparazione

Per la ricetta dei rocchetti di pesce spada alla paprika e crema di zucchine, sbucciate le zucchine, tagliatele a fettine e rosolate le

mettetele in padella a fuoco vivace con olio, 1 cucchiaio d'acqua, sale e un po' di timo; quando saranno morbide, frullate le uova. Raccogliete in una ciotola le fette di pane tagliate a pezzetti, 2-3 cucchiai di concentrato di pomodoro, il pecorino e un paio di cucchiaini di paprika e mescolate fino ad ottenere una palla; dividerlo in 12 palline. Tagliare le fette di pesce spada a metà nel senso della lunghezza. Avvolgete le palline di composto nelle 12 fette di pesce spada e chiudete i rocchetti con un filo di erba cipollina (in alternativa, usare dello spago da cucina). Disponete i Rocchetti su una teglia rivestita di carta forno e unta d'olio, ungere anche i Rocchetti, salate solo il pesce e infornate a 180°C per 15-20 minuti. Distribuire la salsa di zucchine nei piatti e disporre le bobine di pesce spada. Completare a piacere con una macinata di pepe e fiori di zucca.

FRITTATA ALLE ERBE

Tempo 20 min

ingredienti

6 persone porzioni

12 uova

200 g parmigiano grattugiato

150 gr di panna fresca

erba cipollina

menta

prezzemolo

olio extravergine d'oliva

sale e pepe

Preparazione

Per la ricetta della frittata alle erbe, mescolate le uova quanto basta per amalgamare tuorli e albumi: sbattendoli a lungo diventano friabili e la consistenza della frittata perde tenacità. Aggiungete il parmigiano, la panna, il sale, il pepe e un bel mazzetto di erbe tritate grossolanamente. Versare il composto in una padella capiente, a fuoco alto, in un sottile strato di olio ben caldo. Quando si sarà formata una crosticina, abbassate la fiamma, coprite con il coperchio e terminate la cottura senza girarla. Servire subito o a temperatura ambiente. Conservato in frigorifero in un contenitore ermetico, è buono anche il giorno dopo.

POLLO AL MIELE CON VERDURE CROCCANTI AL GINEPRO

Tempo 1h 10min

ingredienti

4 persone

1 kg di carote colorate

2 cosce di pollo

2 cosce di pollo

rosmarino, ginepro

Vino bianco secco

Miele di acacia

zucchero

aceto di mele

olio di semi di girasole

olio extravergine d'oliva

sale e pepe

Preparazione

Per la ricetta del pollo al miele con verdure croccanti al ginepro, disponete il pollo in una pirofila con 6 rametti di rosmarino, 1 bicchiere di vino e un pizzico di sale. Sigillare con la pellicola a contatto in modo che entri meno aria possibile e lasciare riposare per circa 15 minuti. Questo aiuta a rendere la pelle più croccante durante la cottura. Sbucciate le carote, poi tagliatele a metà nel senso della lunghezza. Tagliare la parte affusolata a riccioli con il pelapatate e la parte più spessa a bastoncini. Mettere i nastri in acqua fredda con qualche cubetto di ghiaccio per farli arricciare un po'. Portare a ebollizione una pentola di acqua salata; aggiungere 3 cucchiai di aceto di mele, 1 cucchiaio di bacche di ginepro, poi la carota bastoncini e 2 cucchiai di zucchero; cuocere per 5 minuti, quindi aggiungere i nastri e cuocere per altri 3 minuti. Scolateli e, una volta freddi, conditeli con un filo di olio extravergine di oliva, sale e pepe. Rosolare il pollo in una padella velata con olio caldo, quindi aggiungere il rosmarino, l'alloro e 3 cucchiai di marinata, 1/2 bicchiere d'acqua e sale. Ridurre il fuoco, girare le cosce e le cosce in modo che tutti i lati prendano sapore, quindi coprire e cuocere per almeno 30 minuti. Girali ogni tanto. A fine cottura eliminate il rosmarino. versate 2 cucchiai di olio di semi di girasole e 1 cucchiaio di miele di acacia, ottenendo una sorta di emulsione; con esso spennellare il pollo da tutte le parti, girare i pezzi e spennellarli dall'altra parte; rimettere sul fuoco al massimo e rosolare in 4-6 minuti.

SGOMBRO ALLA RUCOLA CON PESTO DI ERBE E OLIVE

Tempo 1h

ingredienti

4 persone

90 g di patè di olive

40 g di rucola pulita

4 pesci sgombro

2 uova

olio extravergine d'oliva

Maggiorana

sale

Preparazione

Per la ricetta dello sgombro con rucola al pesto di erbe e olive, sode le uova cuocendole per 7 minuti dal bollore. Raffreddare, sgusciarli, recuperare i tuorli e passarli al setaccio, ottenendo la mimosa. Pulire e sfilettare lo sgombro; togliere tutte le spine. Frullare la rucola con 40 g di olio e versare in una casseruola con altri 300 g di olio. Riscaldare fino a 60 °C e immergervi i filetti di sgombro. Lasciateli cuocere a temperatura costante per 10-15 minuti, quindi spegneteli. Mescolare il paté di olive con 1 cucchiaio di maggiorana fresca tritata. Servire i filetti sgocciolati dall'olio e salati completando con l'uovo mimosa, il patè di olive e qualche foglia di rucola fresca.

POLLO E MELANZANE CON COMPOSTA AGRODOLCE

Tempo 1h

ingredienti

6 persone

1 kg 1 pollo

14 albicocche mature ma sode

2 melanzane

mezza cipolla rossa

aceto, aglio

olio extravergine d'oliva

zucchero

sale e pepe

Preparazione

Per la ricetta del pollo e melanzane con composta agrodolce, aprite il pollo a metà e cuocete i due lati sulla griglia, schiacciandoli un po', per circa 20-25 minuti per lato. Tagliate le melanzane nel senso della lunghezza a fette spesse un paio di centimetri. Strofinate con l'aglio, conditele con sale e olio e fatele arrostire sulla griglia per 4 minuti per lato. Aprire 6 albicocche e grigliarle per 2-3 minuti per lato. Preparare una composta agrodolce: tritare la cipolla rossa e farla appassire in 1 cucchiaio di olio, unire 8 albicocche a dadini, 100 g di zucchero, una spruzzata di aceto, un goccio d'acqua, sale e pepe e cuocere per 20 -25 minuti. Servire il pollo con le melanzane e le albicocche grigliate con la composta.

FRITTELLE DI ZUCCHINE
E INSALATA DI RAVANELLI

Tempo 1h 50min

ingredienti

6 porzioni

200 g di farina

200 gr di zucchine

150 g di latte

30 g di filetti di acciughe sott'olio

10 gr di pangrattato

5 g di lievito di birra

20 fiori di zucca

6 ravanelli, 1 rapa bianca

miele, limone

origano fresco

olio extravergine d'oliva

prezzemolo

sale e pepe

Preparazione

Per la ricetta delle frittelle di zucchine e insalata di ravanelli impastate la farina con il latte leggermente tiepido, il lievito sbriciolato e un pizzico di sale, ottenendo una pastella molto densa. Lasciar riposare coperto fino al raddoppio del volume (circa 1 ora). Lavate le zucchine e grattugiarle con una grattugia a fori larghi. Poi mescolarli alla pastella, aggiungendo anche 16 fiori, puliti e divisi a striscioline.

Cuocete il composto in una padella con 4 cucchiai di olio, versandolo in frittelle di circa 10 cm di diametro. Cuocili per circa 2 minuti per lato. Frullare il pangrattato con 15 g di olio, le acciughe, 10 g di miele, 35 g di succo di limone, 40 g di acqua e qualche foglia di prezzemolo con un frullatore ad immersione per ottenere una salsa. Mondate e affettate molto sottilmente la rapa bianca e tagliate a metà i ravanelli. Aggiungere i restanti fiori di zucca e condire con olio, sale, pepe e origano fresco. Servire i pancake con l'insalata di ravanelli e la salsa.

BACCALÀ CRUDO

Tempo 25 min

ingredienti

4 persone

500 g merluzzo dissalato

400 g di pomodori misti

1 pompelmo rosa

zucchero

timo al limone

erbe aromatiche fresche

olio extravergine d'oliva

sale, pepe nero

Preparazione

Tagliare il cavolo a fettine sottili. Adagiatele in una pirofila e conditele con un filo d'olio, timo limone e pepe nero. Lascia che il suo sapore. Tagliare i pomodorini a pezzetti. Scaldare 3 cucchiai di olio in una padella con il timo limone. Saltare i pomodori per 5-6 minuti, spostandoli senza schiacciarli. Aggiungere un pizzico di sale e 1/2 cucchiaino di zucchero. Infine unire il succo di 1/2 pompelmo e la polpa dell'altra metà, prelevata con un cucchiaio e spezzettata. Impiattare i tranci di merluzzo su pomodorini e pompelmo, completando con un filo di olio, pepe ed erbe aromatiche fresche.

BOCCONCINI DI POLLO CON LIMONE E PEPE VERDE

Tempo 45 min

ingredienti

4 porzioni

500 g di petto di pollo

2 limoni, una cipolla

salsa di soia, zenzero fresco

salvia, farina, vino bianco secco

capperi sotto sale, cerfoglio, sale

olio extravergine d'oliva

peperone verde secco

Preparazione

Sbucciare la cipolla e tagliarla a pezzetti. Fatelo cuocere dolcemente in una casseruola per 5 minuti, con un filo d'olio, 10 g di zenzero tagliato a strisce e una foglia di salvia. Sbucciate un limone, dividetelo a spicchi e sbucciateli; Tritate grossolanamente un cucchiaio di pepe verde in grani e dissalate un cucchiaio di capperi. Tagliate il petto di pollo a bocconcini e mettetelo a marinare per 15 minuti con il succo di un limone e due cucchiai di salsa di soia. Scolare il pollo e asciugarlo con carta da cucina. Infarinare i bocconcini di pollo e cuocerli in una padella capiente con un velo d'olio per 5-6 minuti, quindi aggiustare di sale. Sfumate la pentola dove avete cotto il pollo con un bicchiere di vino per 3 minuti, poi aggiungete la cipolla e le crocchette di pollo, mescolate bene e fate cuocere per un minuto. Impiattare il pollo guarnendo con gli spicchi di limone sbucciati, i capperi e qualche foglia di cerfoglio.

COTOLETTE IMPANATE E INSALATA DI FUNGHI

Tempo 15 min

ingredienti

4 porzioni

350 g 2 fette di controfiletto di vitello

140 g di champignon affettati

50 g di mandorle a lamelle

50 gr di pangrattato

2 uova, farina

finocchio, limone

Olio di arachidi

olio extravergine d'oliva

pepe, sale

Preparazione

Mescolare il pangrattato con le mandorle a lamelle. Passate le bistecche nella farina, scrollando bene quella in eccesso, poi nelle uova sbattute, ed infine nel pangrattato con le mandorle, premendo un po' per farlo aderire bene. Friggetele in una padella che le contenga a misura, in abbondante olio di arachidi, per un paio di minuti per lato. Scolare le bistecche su carta da cucina, asciugatele tamponando per eliminare l'olio in eccesso. Frullate un ciuffo di finocchio con 3-4 cucchiai di olio extravergine di oliva, sale, pepe, la scorza grattugiata e il succo di mezzo limone, ottenendo un aromatico «olio verde». Condire i funghi con quest'olio e un pizzico di sale e servire con le cotolette.

PESCE SPADA CON MACEDONIA DI VERDURE

Tempo 30 min

ingredienti

2 porzioni

2 fette di pesce spada spesse 1 cm

100 g di fagiolini

50 g di cipolla rossa

40 g di aceto

10 pomodorini rossi e gialli

5 frutto della passione

olio extravergine d'oliva

sale e pepe

Preparazione

Cuocete le fette di pesce spada in padella con un filo d'olio e un pizzico di sale per 1-2 minuti per lato. Toglilo dalla padella; tamponato con un foglio di carta da cucina, se vuoi eliminare l'unto in eccesso. Tagliate a cubetti la cipolla e raccoglierla in una casseruola con l'aceto e 5 cucchiai d'acqua. Lascialo stufare per 3 minuti dopo che arriva a ebollizione; spegnerlo e lasciarlo raffreddare. Sbucciare i fagiolini e sbollentarli in acqua bollente salata per 4 minuti, raffreddare in acqua fredda e scolarli. Infine apriteli a metà nel senso della lunghezza. Tagliate i pomodorini a spicchi e privateli dei semi. Aprite il frutto della passione e raccogliete la polpa in una ciotolina. Frullato con 2 cucchiai di olio e filtrate con un colino per eliminare i semi. Raccogliete in una ciotola i fagiolini e i pomodorini, quindi conditeli con un po' di salsa al frutto della passione. Servire il pesce spada con un filo di olio e pepe e accompagnarlo con le verdure, la cipolla tagliata a dadini,

MELANZANE AL FORNO

Tempo 2h 40min

ingredienti

6 porzioni

3 melanzane

150 g di olive nere

70 g di pane raffermo

50 g di acciughe salate pulite

o acciughe sott'olio

50 g di capperi sotto sale

2 pomodori maturi

uno spicchio d'aglio

olio extravergine d'oliva

origano essiccato, prezzemolo, sale

Preparazione

Per la ricetta delle melanzane al forno, sbucciate e tagliate le melanzane a metà nel senso della lunghezza; tagliare la polpa a griglia, salare abbondantemente e farla riposare per un'ora con la polpa rivolta verso il basso. Tritate un ciuffo di prezzemolo. Tritate le acciughe. Sbriciolare il pane raffermo. Snocciolare le olive. Dissalare i capperi. Tritare l'aglio. Sbollentare i pomodori in acqua bollente per pochi secondi, spellarli, privarli dei semi e tagliarli a cubetti. Condire il pane sbriciolato con prezzemolo, aglio, capperi, olive, acciughe, origano e pomodori a cubetti. Mescolare bene. Lavate e asciugate le metà delle melanzane ormai spurgate; disponetele in una pirofila, e spalmate sulla superficie il pane aromatico e la seconda dadolata di pomodoro. Condire con olio e infornare a 160°C per 60-70 minuti. Servite calde o tiepide, sono un ottimo piatto unico.

POLLO ALLE ERBE

Tempo 1h

ingredienti

4 porzioni

pollo da 1 kg

125 g di yogurt intero

100 g di formaggio fresco di capra

aglio, rosmarino

dragoncello, melissa

paprika, burro

olio extravergine d'oliva

pepe, sale

Preparazione

Dividete il pollo a metà, tagliandolo lungo la spina dorsale, togliendolo e aprendolo a libro. Scaldate qualche spicchio d'aglio schiacciate con la buccia, 2 rametti di rosmarino, un pizzico di sale, qualche foglia di dragoncello e melissa, in una padella che può andare in forno con una noce di burro e 2 cucchiai di olio. Salate il pollo e conditelo con un cucchiaino di paprika dalla parte della pelle, quindi unitelo alle erbe calde. Rosolate La prima dalla parte della pelle per 3-4 minuti, appoggiandoci sopra un peso in modo che rimanga ben schiacciata. Capovolgilo e cuocilo ancora per 2 minuti, poi mettilo in forno a 200°C per 30-35 minuti. Frullare lo yogurt con il caprino fresco, un pizzico di sale, un cucchiaino di olio e un po' di pepe. Servi questa salsa cremosa con il pollo.

BACCALÀ AL VAPORE CON AVOCADO E SALSA DI ANGURIA

Tempo 30 min

ingredienti

4 persone porzioni

600 g merluzzo dissalato e ammollato

200 g di polpa di anguria

70 g di lamponi

25 gr di mandorle

1 avocado

anguria e

lamponi per guarnire

olio extravergine d'oliva

sale e pepe

Preparazione

Per la ricetta del baccalà al vapore con salsa di avocado e anguria frullate la polpa di anguria con i lamponi, un pizzico di sale e un po' di pepe. Filtrare per eliminare i semi, quindi emulsionare il frullato con 2 cucchiai di olio. Tagliare il cavolo a fette e cuocerlo a vapore per 7-8 minuti. In una padella tostare leggermente le mandorle e tagliarle a scaglie con un coltello. Sbucciare l'avocado e affettarlo. Distribuire la salsa di anguria e lamponi nei piatti e aggiungere il merluzzo, l'avocado e le mandorle. Completare con anguria, spicchi di lamponi, un filo d'olio e pepe.

**GAMBERI ROSSI E INSALATA
DI PESCHE E RICOTTA**

Tempo 15 min

+ 1h di marinatura

ingredienti

4 porzioni

12 pezzi di gamberi rossi

1 pz di ricotta

350 g di sale fino

Zucchero (150g

3 pesche

coriandolo fresco

Limone

olio extravergine d'oliva

Preparazione

Per l'insalata di gamberi rossi e pesche con la ricetta della ricotta, mescolare sale e zucchero; disporre i gamberi, interi e con il guscio, in una teglia, coprirli con il composto di sale e zucchero e lasciarli marinare per 1 ora. Alla fine, pulirli dalla marinata. Tagliate le pesche a tocchetti, e conditele con il succo di 1/2 limone, un filo d'olio, un pizzico di sale e qualche foglia di coriandolo. Disponete gli scampi su un piatto da portata (potete sgusciare le code, per comodità) completando con le pesche e la ricotta.

FILETTI DI SGOMBRO MARINATI AL LIMONE E OLIO ALLA SALVIA

Tempo 1h 20min

+ 1h di marinata

ingredienti

4 persone

850 g 8 filetti di sgombro

300 g di olio extravergine di oliva

250 g punte di asparagi bianchi

80 g di radicchio

2 limoni non trattati

salvia, sale

Preparazione

Per la ricetta dei filetti di sgombro marinati in olio di limone e salvia, mondate lo sgombro

filetti, togliendo la parte della pancia.
Adagiatele sulla pelle e tagliatele lungo l'osso
centrale, da entrambi i lati, fino alla pelle;
piegate leggermente i filetti, in modo da
mettere in evidenza l'osso principale, e
tagliatelo con le forbici. Disporre i filetti in
una pirofila. Condirli con la scorza
grattugiata di 1 limone e il succo di 2 limoni e
sale. Coprite con pellicola e lasciate riposare
per 1 ora. Tagliate le punte degli asparagi in
tre fette ciascuna, nel senso della lunghezza,
e cuocete a vapore per 20 minuti. Scaldare
l'olio con un bel ciuffo di salvia, portandolo a
140 °C. Scolare i filetti e scartare la
marinata; rimettetele nella teglia e
ricopritele con l'olio caldo. Lasciateli
riposare finché l'olio non si sarà raffreddato.
Soffriggere il radicchio in padella per 2
minuti con un filo d'olio dello sgombro e un
pizzico di sale. Servire lo sgombro con il
radicchio e gli asparagi.

**BURGER DI CECI E KETCHUP
ARTIGIANALE**

Tempo 1h 30min

ingredienti

4 porzioni

Per hamburger

230 grammi di patate

375 g di ceci lessati

2 tuorli, salvia, pepe, sale

olio extravergine d'oliva

Per ketchup

250 g di passata di pomodoro,

80 g di zucchero

60 g di aceto, sale

Per le patatine, 700 g di patate

olio extra vergine di oliva, sale

Preparazione

Lessare le patate con la buccia in acqua non salata per 30-35 minuti dopo l'ebollizione. Scolatele, sbucciatele e schiacciatele. Frullate grossolanamente i ceci e poi mescolarli con le patate, i tuorli d'uovo, 5 foglie di salvia tritate, un cucchiaio di olio, sale e pepe. Formare con l'impasto ottenuto 4 hamburger, con un anello (7,5 diam.). Cuocete in padella con un filo d'olio per 15 minuti, girandole a metà cottura. Preparatela mentre cuociono le patate per gli hamburger: sciogliete lo zucchero in un pentolino per 1-2 minuti, aggiungete l'aceto a fuoco spento, poi accendete per sciogliere i grumi che si sono formati. Aggiungere la passata di pomodoro e 50 g di acqua e cuocere per 8-10 minuti. Spegni il sale. Sbucciate le patate, tagliatele a bastoncini, lavatele in abbondante acqua per eliminare l'amido, quindi asciugatele. Friggetele in olio bollente per 5-6 minuti, scolatele su carta da cucina e salatele. Servili con l'hamburger e la salsa.

**COSCIOTTO DI AGNELLO
ARROSTO CON CARCIOFI**

Tempo 2h 30min

ingredienti

4 persone

1,2 kg 2 zampe di agnello

200 g di brodo vegetale

4 carciofi

1 cipolla piccola

1 carota, rosmarino

salvia, menta, pepe, cumino

aglio, farina

Limone. vino bianco

sale e pepe

olio extravergine d'oliva

Preparazione

Per la ricetta del cosciotto di agnello arrosto con carciofi, disponete i cosci in una pirofila e cospargeteli con aghi di rosmarino e foglie di salvia, sale, pepe, cumino, qualche fettina di peperoncino e un filo d'olio. Massaggiatele sopra e sotto, poi aggiungete 1 spicchio d'aglio, la cipolla affettata, la carota sbucciata a rondelle, 1/2 bicchiere di vino, e il brodo vegetale. Infornate l'agnello a 180°C per 10-12 minuti, poi copritelo con un foglio di alluminio e proseguite la cottura per circa 1 ora. Scoprilo e cuocilo ancora per 1 ora. Frullate il liquido di cottura, filtrarlo e poi fatelo ridurre per circa 10 minuti; aggiungere 1 cucchiaio di farina mescolata con 1 cucchiaio di olio, per addensare un po' la salsa. Mondate i carciofi e tagliateli finemente. Condirli con olio, sale, limone e menta e servire con le cosce.

POLLO AL LIMONE E CAROTE NUOVE AL CARTOCCIO

Tempo 35 min

ingredienti

4 persone

360 g 2 petti di pollo interi

4 carote nuove

2 limoni non trattati

semi di coriandolo

coriandolo fresco

olio extravergine d'oliva

sale

Pepe

Preparazione

Per il pollo al limone e carote novelle al cartoccio, pulite i petti di pollo dalle ossa e dal tessuto connettivo e divideteli in due parti. Lavare i limoni e tagliarli a fettine. Sbucciare le carote e tagliarle a fettine sottili. Praticate delle piccole incisioni orizzontali sui petti e inserite le fettine di limone. Trasferite ogni petto su un foglio di carta da forno, insieme alle carote; condire con olio, sale, pepe e semi di coriandolo (pestare un po' per sprigionare l'aroma). Chiudete i cartocci e infornateli a 180°C per 15-17 minuti. Sfornate i fagottini, apriteli e completateli con foglie di coriandolo fresco e servite.

POLPETTE DI PATATE E SPINACI CON SALSA DI LIME

Tempo 1h 20min

ingredienti

Porzioni da 50 pezzi

650 g di foglie di spinaci

600 g di patate a polpa bianca

80 gr di pangrattato

60 g di farina di pistacchi

2 pezzi di uova

1 pz scalogno

mezzo lime

pasta di wasabi, olio di semi

olio extravergine d'oliva

sale fino e in scaglie

Preparazione

Per la ricetta delle polpette al lime, lessate le patate intere con la buccia per circa 35 minuti; sbucciatele, schiacciatele e impastate con il pangrattato, 1 uovo e un pizzico di sale. Tritate lo scalogno e fatelo rosolare in padella con 2 cucchiai di olio extravergine di oliva per un paio di minuti; unire gli spinaci tritati e cuocere per 7-8 minuti; scolatele dall'acqua di cottura, fatele raffreddare e mescolate al composto di patate, tenendo da parte 20g. Formate con il composto delle polpettine rotonde da 15 g ciascuna:

ne avrai una cinquantina. Passate nella farina di pistacchi e friggetele in abbondante olio di semi ben caldo per circa 1 minuto e 30 secondi; scolateli su carta da cucina.

Preparare una salsa frullando gli spinaci tenuti da parte con 1 uovo, un pizzico di sale, il succo di mezzo lime e 1 cucchiaino di pasta di wasabi, aggiungendo piano piano 130 g di olio di semi. Condire le polpette con i fiocchi di sale e servire con la salsa.

CARPACCIO DI PESCE SPADA E ASPARAGI CON SALSA AL LAMPONE

Tempo 15 min

ingredienti

4 porzioni

400 g di carpaccio di pesce spada

50 g di lamponi

40 g di nocciole

8 asparagi verdi

aceto di vino bianco

coriandolo fresco

sale

olio extravergine d'oliva

Preparazione

Per la ricetta del carpaccio di pesce spada e asparagi con salsa di lamponi frullate i lamponi con 1 cucchiaio di aceto, 2 cucchiai di olio e un pizzico di sale, ottenendo una salsa. Mondate gli asparagi per eliminare la parte finale più dura, sbucciate i gambi, quindi affettate molto finemente, nel senso della lunghezza, con una mandolina o un pelapatate, in modo da ottenere dei nastri. Disporre il carpaccio di pesce spada ben disteso nei piatti, adagiarvi sopra i nastri di asparagi, le nocciole tritate, qualche foglia di coriandolo e gocce di salsa di lamponi.

UOVA IN UN NIDO DI AGRETTI AL LIME

Tempo 25 min

ingredienti

4 porzioni

300 g di agretti puliti

4 uova biologiche fresche

aceto di vino bianco

sesamo bianco e nero

calce, sale

olio extravergine d'oliva

Preparazione

Per la ricetta delle uova in nido di agretti al lime, portate ad ebollizione una pentola capiente d'acqua con 4 cucchiai di aceto (vi servirà per cuocere le uova). Lessare gli agretti in una pentola di acqua bollente salata per 3-4 minuti.

Rompi con cura un uovo in una piccola ciotola. Utilizzare uova molto fredde dal frigorifero. Abbassare la fiamma sotto la pentola e creare un vortice mescolando con un cucchiaio; versate al centro un uovo facendolo scorrere dalla ciotola; continuate a mescolare molto delicatamente per permettere all'albume di avvolgere il tuorlo. Dopo qualche secondo, senza togliere il primo uovo, ripetere gradualmente le stesse operazioni con le altre uova e farle cuocere insieme per 3 minuti. L'acqua dovrà solo tremare, mai bollire. Condisci gli agretti con un filo d'olio e un pizzico di sale, disponibili nei piatti formando dei piccoli nidi e disponi al centro un uovo in camicia. Completare con semi di sesamo, qualche spicchio e scorza di lime grattugiata.

POLLO ALLA CACCIATORA CON MAGGIORANA E LIME

Tempo 1h 30 min

ingredienti

6 persone

6 cosce di pollo (polli ruspanti)

800 g di pomodori pelati con il loro succo

1 cipolla rossa

1 spicchio d'aglio

Vino bianco secco

rosmarino, maggiorana

olio extravergine d'oliva

sale, pepe, lime

Preparazione

Per la ricetta del pollo alla cacciatora con maggiorana e lime, sbucciare la cipolla e affettare grossolanamente. Fatelo appassire per 2 minuti in un rondò largo con 3-4 cucchiai d'olio, l'aglio con la buccia, un po' di rosmarino e maggiorana. Unite le cosce di pollo e fatele rosolare a fuoco vivo per 7-8 minuti, rosolando bene da entrambi i lati; condirli con sale e pepe. Poi sfumate con 1 bicchiere di vino bianco, lasciatelo evaporare per 2 minuti, poi aggiungete il succo di 1 lime. Schiacciare i pomodori con le mani in una ciotola, in modo da ottenere una sorta di purea molto grossolana, e unire il tutto al pollo. Abbassate la fiamma, coprite con un coperchio leggermente tolto e fate cuocere per circa 50 minuti. Controllate di tanto in tanto la cottura del pollo e, se vedete che il liquido è evaporato troppo, aggiungete un po' di acqua calda. Completare con maggiorana fresca, abbondante scorza di lime grattugiata e guarnire con fiori di rosmarino.

CARCIOFI RIPIENI

Tempo 1h 10min

ingredienti

4 persone

190 g di zucchine

60 gr di pecorino fresco

20 g di cipollotto

4 carciofi grandi

4 fette di pane

aglio, prezzemolo

olio extravergine d'oliva

sale, pepe, limone

Preparazione

Per la ricetta dei carciofi ripieni, pulite i carciofi eliminando le foglie esterne più dure. Apritele scavando all'interno per creare lo spazio per il ripieno. Tenete anche parte dei gambi, decorticati mantenendo il cuore. In una casseruola portare ad ebollizione 2 litri di acqua con 100 g di olio, un ciuffo di prezzemolo, 2 spicchi d'aglio con la buccia leggermente schiacciati e 1/2 limone, leggermente spremuto all'interno. Lessare i carciofi immergendoli interi in quest'acqua aromatica per circa 20 minuti. Scolateli, metteteli capovolti su un vassoio e fateli raffreddare. Nel frattempo pulite le zucchine e lavatele.

Togliete la crosta alle fette di pane, frullata in un cutter insieme a una manciata di foglie di prezzemolo e raccoglietele in una ciotola con il pecorino grattugiato e la parte verde delle zucchine, grattugiando fino a raggiungere il nocciolo centrale, dove il i semi sono. che puoi eliminare. Tritare i cuori dei gambi di carciofo e aggiungerli alla ciotola. Tritate il cipollotto e aggiungetelo anch'esso, completando con 2 cucchiai di olio, sale e pepe. Amalgamare il tutto per amalgamare il ripieno. Disponete i carciofi su un vassoio (posizionati ai quattro angoli, in modo che rimangano chiusi e in forma più facilmente. Se tendono ad aprirsi troppo legateli con dello spago da cucina). Riempiteli con il ripieno, ungerli con un filo d'olio e infornateli a 180°C per circa 10 minuti.

TORTA DI MELANZANE

Tempo 1h 30 min

ingredienti

4-6 porzioni

400 g di formaggio spalmabile vegetale

180 g di crostini integrali

150 g di pomodorini

150 g di tofu al naturale

10 prugne snocciolate

2 melanzane striate

polvere di coriandolo

cumino in polvere, olio di arachidi

olio extravergine d'oliva

pepe, sale, basilico

Preparazione

Per la ricetta della torta di melanzane, tagliate una melanzana a fette di un paio di centimetri, disponetele su una teglia rivestita di carta da forno e cuocete a 200°C per 25 minuti, poi fatele raffreddare e salatele. Frullare i crostini integrali con le prugne e un pizzico di sale. Frullare il tofu al naturale e il formaggio vegetale con mezzo cucchiaino di cumino macinato, mezzo cucchiaino di coriandolo macinato, un pizzico di sale e una macinata di pepe. Foderate una teglia a cerniera (20 cm di diametro) con carta da forno e fate il primo strato con i crostini e le prugne tritate, appiattendo bene fino ad ottenere una base compatta spessa circa mezzo centimetro.

Fare un secondo strato con metà del tofu passato, poi uno con le fette di melanzana e 50 g di pomodorini tagliati a metà. Coprite con un ultimo strato di purea di tofu e infornate a 180°C per 35-40 minuti, finché la superficie non diventa dorata. Cuocere i restanti pomodorini in padella con un filo di olio extravergine di oliva per un paio di minuti. Tagliare l'altra melanzana a fettine molto sottili e friggerle in abbondante olio di arachidi fino a quando non iniziano a prendere colore, quindi asciugarle con carta da cucina (chips di melanzana). Decorare la torta con chips di melanzane, pomodorini passati in padella e qualche foglia di basilico.

CUBETTI DI TACCHINO IN AGRODOLCE E FRUTTA

Tempo 45 min

ingredienti

Porzioni da 6-8 persone

800 g di carne di tacchino a dadini

500 g di patate novelle

12 ciliegie fresche (o candite).

8 albicocche

vino rosato, aglio

rosmarino, menta

pistacchi tritati

burro, sale

olio extravergine d'oliva

Preparazione

Per la ricetta dei cubetti di tacchino in agrodolce e frutta, lavate le patate e tagliatele molto sottili, sciacquate, scottatele in acqua bollente salata, scolatele e asciugatele. Rosolate in una noce di burro con un rametto di rosmarino e 1 spicchio d'aglio con la buccia per qualche minuto. Tagliate a metà le albicocche e rosolate in padella con una noce di burro; quando iniziano a caramellare, aggiungere 1 bicchiere di vino passito e far restringere il liquido fino ad ottenere una consistenza sciropposa. Togliere dal fuoco e aggiungere le ciliegie. Rosolare i cubetti di tacchino in un'altra padella ben calda con un velo d'olio; infine glassarlo con la salsa di albicocche e aggiungere la frutta. Servitela con le patate, completate con foglioline di menta e pistacchi.

GAMBERI, CREMA DI PATATE E PORRI E RIDUZIONE AL MANDARINO

Tempo 1h 20min

ingredienti

4 persone

1 kg di mandarini

600 g di patate

500 g di porri

20 gamberi, cerfoglio

olio extravergine d'oliva

equilibrio, pepe

Preparazione

Per la ricetta gamberi, crema di patate e porri e riduzione di mandarino, sbucciare le patate e tagliarle a pezzetti. Mondate i porri eliminando le guaine più esterne, la barba finale e la parte verde;

Per prima cosa tagliatelo a metà nel senso della lunghezza e poi affettatelo sottilmente. Cuocere le patate e il porro in padella con un paio di cucchiai di olio a fuoco vivo per un paio di minuti, aggiustare di sale e pepe; coprire con acqua, quindi abbassare la fiamma e continuare la cottura per circa 20 minuti, fino a quando il liquido non si sarà quasi completamente assorbito. Frullare il tutto ottenendo una crema. Sbucciare i mandarini ed estrarne il succo (ne otterrete circa 600 g). Far sobbollire il composto sul fuoco per almeno 20-30 minuti, fino ad ottenere una salsa dalla consistenza dello sciroppo; togliere dal fuoco e setacciare. Pulire e sgusciare i gamberi; conditele con olio e sale e scolatele in una padella antiaderente per 1 minuto, poi giratele e cuocete per un altro minuto. Distribuire la crema di patate e porri nei piatti, adagiarvi sopra i gamberi,

FILETTI DI GALLINELLA AL BURRO DI SENAPE

Tempo 40 min

ingredienti

4 persone porzioni

800 g di gallinella filetti di pesce

30 g di senape

brodo o brodo di pesce

1 cetriolo, 1 pomodoro

1 scalogno, vino bianco secco

limone, burro

peperoncino in polvere

olio extravergine d'oliva

sale e pepe

Preparazione

Per preparare i filetti di gallinella al burro di senape, mescolare 75 g di burro morbido con la senape, il succo di 1/2 limone e peperoncino a piacere. Sbucciare il cetriolo e tagliarlo a pezzi di 4-5 mm. Sbollentare il pomodoro, pelarlo e tagliarlo anch'esso a cubetti. Sbollentare il tutto per meno di 1 minuto, scolare e condire con un filo d'olio, sale e pepe. Massaggiare i filetti di gallinella con il burro alla senape e lasciarli riposare in frigo per 30 minuti. Tritate lo scalogno e fatelo appassire delicatamente con una noce di burro, sfumate con 1/2 bicchiere di vino bianco, fatelo evaporare, poi aggiungete 1 mestolo di brodo e fate restringere fino ad ottenere una salsa cremosa. Rosolare i filetti di gallinella in un'altra padella calda con il burro della marinata. Servili con il pomodoro e il cetriolo e condisci il tutto con la salsa di scalogno.

PESCE IN TRE MODI

Tempo 1h

ingredienti

4 porzioni

1 kg pesce salmerino

pulito e eviscerato

martora, Rosmarino

prezzemolo, limone

grano duro rimacinato

semola di grano

brodo vegetale

olio extravergine d'oliva

Olio di arachidi

sale, pepe, aceto

Preparazione

Per il pesce, tre modi: sciacquare il salmerino e asciugarlo. Tagliatelo in tre parti, appena sopra la coda e appena sotto la testa. Farcite la parte centrale con rosmarino, maggiorana e prezzemolo, fettine di limone, sale e pepe; ungere la superficie con un filo di olio extravergine di oliva, quindi avvolgere la bistecca nella carta da forno e legarla come un arrosto con spago da cucina. Rosolate in padella con un filo di olio extravergine di oliva per circa 3 minuti, girandola in modo che si dori su tutta la superficie. Cuocere l'arrosto in forno a 180°C per circa 20 minuti. Legate la testa con uno spago o avvolgerla in una garza di cotone, legandola poi, in modo da mantenere la polpa compatta e in forma. Immergete LA in 2,5 litri di brodo vegetale acidulato con 1 cucchiaio di aceto; lasciate sobbollire dolcemente per circa 15 minuti. Infarinate la coda nella semola e friggerla immergendola in abbondante olio di arachide non troppo caldo (160°C) per 6-8 minuti; scolatela su carta da cucina. Ricomporre il pesce unendo le parti cotte in tre modi diversi e servirlo con salse e fettine di limone a piacere.

FRITTO DI MERLUZZO ATLANTICO E RAVANELLI CON MAIONESE VERDE

Tempo 35 min

ingredienti

4 porzioni

1 filetto di merluzzo dell'Atlantico

250 g di maionese

8 pezzi radiche, 3 uova, latte

3 peperoncini verdi in salamoia

2 acciughe sott'olio

capperi sottaceto

prezzemolo tritato

farina, sale, salsa di soia

pangrattato, olio di arachidi

Preparazione

Sbucciare i ravanelli e tagliarli a metà. Sbattete le uova con 10 g di latte e 1 cucchiaio di salsa di soia. Infarinate il filetto di merluzzo e passatelo prima nelle uova sbattute e poi nel pangrattato; ripetere le operazioni una seconda volta. Friggere il baccalà in abbondante olio di arachidi ben caldo per 6-8 minuti. Passate anche i ravanelli nella farina, nelle uova sbattute, e infine nel pangrattato e friggerli nell'olio di arachidi per 1 minuto. Tritate i peperoncini verdi, una manciata di capperi e le acciughe e mescolateli alla maionese, aggiungendo 2 cucchiai di prezzemolo tritato. Servitela con merluzzo e ravanelli.

INVOLTINI, CARCIOFI ALLA MENTA, E CREMA DI CAVOLFIORE

Tempo 1h 20min

ingredienti

4 persone

700 g 12 fette sottili di

controfiletto di manzo

500 g di cavolfiore

12 fette di formaggio

12 fette di pancetta

4 carciofi, limone

menta, olio di semi

olio extravergine d'oliva

sale e pepe

Preparazione

Per la ricetta degli involtini di carciofi alla menta e crema di cavolfiore, mondate il cavolfiore e tagliatelo a tocchetti; fatela cuocere in padella con un paio di cucchiai di olio extravergine di oliva a fuoco vivo per un paio di minuti, poi coprite con acqua, abbassate la fiamma, regolate di sale e pepe e proseguite la cottura per altri 20 minuti, fino a quando il liquido non sarà essere quasi completamente assorbito. Frullare fino ad ottenere una crema. Pulire i carciofi, tagliarli a fettine e tuffarsi in acqua con una spruzzata di succo di limone. Scolateli e cuoceteli in padella con un filo di olio extravergine di oliva per 4-5 minuti, regolate di sale e insaporite con 3-4 foglie di menta tritate. Aggiungere 1 bicchiere d'acqua e continuare la cottura per 7-8 minuti.

Condire le fettine di manzo con olio, sale e pepe; adagiate sul primo quarto di ciascuna una fetta di pancetta e una delle fettine sottili, poi chiudete ripiegando prima verso l'interno i lembi laterali e poi arrotolando la fetta formando un involtino. Salare leggermente gli involtini e rosolare in padella con un filo di olio extravergine di oliva per 5 minuti; giratele e proseguite la cottura per altri 5 minuti. Trasferite nel forno caldo e terminate la cottura a 180°C per 7-8 minuti. Frullate con un mixer 30 g di foglie di menta con 80 g di olio di semi e scaldate a circa 60 °C per 5 minuti. Setacciatela, fatela raffreddare e condite i carciofi. Servire gli involtini con crema di cavolfiore e carciofi alla menta.

BOCCONCINI DI POLLO FRITTO CON GUACAMOLE PICCANTE

Tempo 35 min

ingredienti

4 porzioni

400 g di petto di pollo

200 gr di pangrattato

100 g di farina 00

5 g di coriandolo fresco

3 lime

2 avocado maturi

2 uova biologiche

un peperone fresco

olio di arachidi, sale

Preparazione

Per la ricetta dei bocconcini di pollo fritti con guacamole piccante, preparate il guacamole tagliando a cubetti la polpa dell'avocado. Aggiungere il succo di 2 lime, il peperoncino e il coriandolo tritati finemente e un pizzico di sale. Tagliare il petto di pollo a cubetti di 3x3 cm. Sbattete le uova con un cucchiaio d'acqua. Passate i cubetti di pollo nella farina, poi passateli nelle uova sbattute, infine passateli nel pangrattato. Friggere il pollo in abbondante olio per 2-3 minuti, fino a quando non assume un bel colore dorato. Salate i bocconcini e serviteli ben caldi, guarnendo con fettine di lime e accompagnando con guacamole.

SALMONE E PATATE AL CARTOCCIO AROMATICO

Tempo 1h

ingredienti

4 porzioni

600 g di filetto di salmone fresco

300 grammi di patate

un tuorlo d'uovo

un finocchio

vermouth bianco

aneto, senape

limone, olio di arachidi

olio extravergine d'oliva

pepe, sale

Preparazione

Per la ricetta del salmone e patate al cartoccio aromatico, lessate le patate per circa 30 minuti, scolatele, fatele raffreddare e tagliatele a fette spesse almeno 5 mm. Togliere la pelle al salmone e controllare che non ci siano lische; se necessario, rimuoverli con una pinzetta. Disponete le fette di patate su un grande foglio di carta da forno, adagiatevi sopra il trancio di salmone e condite con sale, pepe, una spruzzata di vermut, un filo di olio extravergine di oliva e scorza di limone grattugiata; chiudete a cartoccio e infornate a 230 °C per circa 15 minuti. Mondate e affettate molto sottilmente il finocchio, poi immergerlo in acqua fredda per una decina di minuti per farlo arricciare e renderlo croccante.

Infine scolatela e conditela con olio extravergine di oliva, sale e pepe. Preparare una maionese frullando il tuorlo d'uovo con un bel cucchiaino di senape, il succo di mezzo limone, un pizzico di sale, e 100 g di olio di arachide aggiunti a filo; infine unire un generoso rametto di aneto tritato, mescolando con un cucchiaio. Togliere la pellicola dal forno, disporre le patate e il salmone su un piatto da portata, cospargere con l'aneto tritato e servire con il finocchio condito e la maionese.

CONCLUSIONE

Caro lettore, Arriviamo alla fine di questo viaggio emozionante attraverso i segreti della dieta Zona Blu del 2024. È stato un onore guidarti lungo questo percorso verso una vita più sana, più lunga e più felice. Speriamo che le informazioni e i consigli condivisi in queste pagine ti abbiano ispirato e motivato a fare cambiamenti positivi nella tua vita. Vorremmo ringraziarti sinceramente per aver dedicato il tuo tempo e la tua attenzione a leggere il nostro libro. Speriamo che tu abbia trovato le informazioni utili e che le applicherai nella tua vita quotidiana per migliorare la tua salute e il tuo benessere generale.

Se hai apprezzato il libro e hai trovato utile ciò che hai imparato, ti chiediamo gentilmente di considerare la possibilità di lasciare una Recensione La tua opinioni estremamente importanti per noi e per altri potenziali lettori che potrebbero essere interessati a esplorare il mondo della dieta Zona Blu. Grazie ancora per il tuo sostegno e per essere parte di questa comunità dedicata alla salute e al benessere. Ti auguriamo tutto il meglio nel tuo viaggio verso una vita piena di vitalità, gioia e longevità. Con gratitudine,

[IKLARLOCK]